SALIES-DE-BÉARN

ET

SES EAUX CHLORURÉES SODIQUES

BROMO-IODURÉES

NOTICE MÉDICALE

PAR

LE Dr J. MARSOO

PARIS   ORTHEZ

G. MASSON   GOUDE-DUMESNIL
libraire de l'Académie de médecine   imprimeur-libraire
120, boulevard St-Germain   70, rue St-Gilles, 70

1886

SALIES-DE-BÉARN

ET

SES EAUX CHLORURÉES SODIQUES

BROMO-IODURÉES

NOTICE MÉDICALE

PAR

LE Dr J. MARSOO

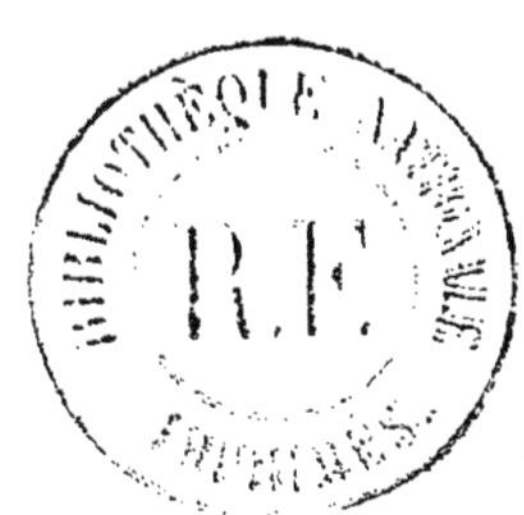

PARIS

G. MASSON

libraire de l'Académie de médecine

120, boulevard St-Germain

ORTHEZ

GOUDE-DUMESNIL

imprimeur-libraire

70, rue St-Gilles, 70

1886

LA FONTAINE DE SALIES-DE-BÉARN

SOURCE DU BAYAA

La fontaine salée qui a donné son nom à la ville de Salies vient émerger dans un petit vallon entouré de collines peu élevées, à une altitude de 50 mètres environ. Elle est située dans le département des Basses-Pyrénées, entre Pau et Bayonne, à peu près à égale distance de ces deux villes.

On n'a jamais cherché à capter la source. Pendant des siècles, la fontaine du Bayàa (c'est le nom qu'on lui donne), a coulé à l'air libre sur la place principale de la ville, qui, peu à peu, s'était élevée autour d'elle. Ses habitants vivaient de la fabrication du sel, la fontaine était leur propriété collective et ils s'en partageaient les eaux; elle appartient encore aujourd'hui à leurs descendants, qui ont chacun une part dans le produit qu'elle donne : on les appelle *part-prenants*.

L'eau de la fontaine salée remplissait autrefois un vaste bassin à ciel ouvert entouré de grilles de fer, où l'on descendait par des escaliers de pierre. Durant la belle saison, les enfants de la ville, escaladant les clôtures, se baignaient sans danger dans ces eaux lourdes et immobiles, dont la densité, comme celle des ondes de la mer Morte, fait flotter le corps humain; ceux qui s'y plongeaient y nageaient sans efforts. Les traditions locales attribuaient à ces bains fréquents la beauté de la race salisienne, jadis renommée en Béarn pour sa vigueur, sa stature élevée et sa belle conformation.

Depuis environ trente-cinq ans, on a recouvert d'une voûte à fleur de sol la source et son bassin, ainsi devenus invisibles, au grand regret des enfants de Salies et aussi des amateurs du pittoresque. Une pompe, mue par une machine à vapeur, y puise l'eau qu'elle amène par une courte canalisation souterraine à la fabrique de sel et à l'établissement des bains.

En forant des puits, on a rencontré en divers points de la ville d'autres sources salées. Elles n'ont pas encore été exploitées jusqu'ici. Des expériences de jaugeage ont d'ailleurs démontré qu'elles sont en communication avec la Fontaine. Leur degré de minéralisation est, en général, un peu inférieur à celui de cette dernière ; mais, comme elles contiennent les mêmes éléments, on pourra les utiliser un jour.

Le *débit* de la source du Bayàa, la seule actuellement exploitée, est d'environ 24 hectolitres par heure. Il pourrait probablement être augmenté par un captage bien fait.

La *température* de l'eau est de 15° centigrades. Elle est un peu plus élevée que la température moyenne annuelle du lieu, ce qui prouve qu'elle vient d'une profondeur un peu plus grande que celle où les variations calorifiques de l'extérieur se font sentir.

Cette eau est *limpide* et *incolore*. Sa *saveur* est extrêmement salée et un peu amère. Ce dernier goût est dû aux sels de magnésie et au sulfate de soude qui s'y trouvent en quantité notable.

Sa *densité* est considérable et égale à 1,208. L'eau de la source du Bayàa marque 22° à l'aréomètre de Baumé, à la température de 15°. L'analyse chimique a, en effet, démontré qu'elle contient une énorme quantité de sels. Les matières solides qu'elle tient en dissolution s'élèvent, pour un litre, à environ 257 grammes, ce qui en fait une des eaux les plus saturées que l'on connaisse.

ANALYSE DE L'EAU

La richesse de la minéralisation de la source du Bayàa avait été signalée en 1848 par MM. Mialhe et Figuier. Dès 1834, M. Pomier, pharmacien à Salies, y avait démontré la présence du brome, que Balard venait de découvrir dans les eaux-mères des marais salants.

O. Henry père en publia l'analyse quantitative dans le *Bulletin de l'Académie de Médecine* (1856-1857, t. XXII, p. 501). Nous la reproduisons ici (1) :

Chlorures anhydres	de sodium 216,020	
	de potassium 2,080	
	de calcium.............	Traces
	de magnésium	
Sulfates anhydres	de soude	
	de potasse	9,750
	de magnésie	
	de chaux	
Iodures alcalins		Traces
Bromures alcalins.............................		1,050
Phosphates, silice, alumine, sesquioxyde de fer...		Traces
Matière organique............................		5,500
Bicarbonate de chaux.........................		Traces
id. de magnésie.....................		
		234,400

MM. O. Réveil et O. Henry fils publièrent à leur tour une nouvelle analyse dont les résultats diffèrent sensiblement de la précédente. Un litre d'eau évaporée avec précaution au bain de sable leur laissa un résidu pesant 255 gr. 60. Ce résidu était ainsi composé :

(1) *Notice sur les eaux, les eaux-mères et les sels de Salies-de-Béarn,* par MM. O. Réveil et O. Henry fils et Nogaret, médecin-inspecteur. Paris, Germer-Baillière, 1867.

$$\text{Sels solubles} \begin{cases} \text{Sulfate de soude.} \\ \text{—\quad de chaux.} \\ \text{—\quad de magnésie.} \\ \text{Chlorure de sodium.} \\ \text{—\quad\quad de calcium.} \\ \text{—\quad\quad de magnésium.} \\ \text{Iodure de sodium.} \\ \text{Bromure de magnésium.} \end{cases}$$

$$\left.\begin{array}{l} \text{Matières organiques...} \\ \text{Silice. ....} \\ \text{Sesquioxyde de fer....} \end{array}\right\} \quad 1{,}666$$

On le voit, les différences entre ces deux analyses sont assez considérables. La dernière ne fait pas mention de sels de potassium, signalés pourtant par O. Henry père en quantité appréciable (2 gr. 080 pour le chlorure de potassium seulement). Mais, ce qui fait penser que la proportion indiquée est trop forte, c'est que les analyses suivantes n'en ont décelé qu'un chiffre bien moins considérable : (0,354 de chlorure de potassium et 0,212 de sulfate de potasse, d'après M. Garrigou).

Quant à la différence entre les quantités totales de sels : 234 gr. 40 dans l'analyse de M. O. Henry père, et 255 gr. 60 dans celle de MM. O. Henry fils et Réveil, ces derniers l'expliquent de la manière suivante : « Dans l'analyse de M. O. Henry les sels sont supposés anhydres, tandis que ceux que nous avons obtenus retenaient toute leur eau de cristallisation ; de plus, la matière organique, les bicarbonates de chaux et de magnésie, ainsi que les iodures, n'ont pas été dosés, tandis que tous ces corps sont compris dans cette évaluation. Enfin, et c'est un fait important à noter au point de vue de l'analyse, la fontaine de Salies étant à ciel ouvert, les eaux pluviales peuvent s'y mélanger en plus ou moins grande quantité ; il serait donc à désirer que la fontaine pût être abritée et isolée d'une manière absolue des eaux qui s'y mélangent (1). »

(1) Nous avons reproduit intégralement ce passage de MM. O. Henry fils et Réveil, mais on remarquera que, contrairement à ce qu'ils disent, les matières organiques sont dosées dans l'une et l'autre analyse. La

Une analyse plus récente de M. Garrigou, faite quand les eaux de la source du Bayàa eurent été recouvertes d'une voûte et mises ainsi à l'abri de tout mélange, a démontré la justesse de cette dernière observation de MM. O. Henry et Réveil. M. Garrigou a trouvé comme chiffre total des sels contenus dans un litre d'eau 257 gr. 80. Ce nombre paraît singulièrement rapproché de celui de 255 gr. 60 obtenu par MM. Réveil et O. Henry fils. Mais M. Garrigou, comme M. O. Henry père, a donné le poids des sels anhydres, et c'est du total de ce dernier chimiste, 234 gr. 40, qu'il faut rapprocher le sien. La différence est due à cette circonstance que les eaux de la source ne se mélangeant plus aux eaux d'infiltration environnantes, ou à celles de la pluie, sont plus saturées.

Voici l'analyse de M. Garrigou :

PAR LITRE

Chlorure de sodium....................	229,254
— de potassium................	0,354
— de calcium..................	6,495
— de magnésium..............	6,792
— de lithium	Traces
Sulfate de soude.....................	9,094
— de potasse...................	0,212
— de chaux....................	0,797
— de magnésie	3,750
— de lithine...................	Traces
Bromure de magnésium	0,473
Iodure de magnésium	0,053
Alumine et fer	0,460
Silicate de soude	0,254
Carbonate de soude..................	Traces
Matières organiques..................	Non dosées
Total....................	257,988

Nous donnons, enfin, l'analyse présentée à la commission

grande différence que les poids de ces dernières présentent dans ces deux analyses provient de la circonstance indiquée par eux : que l'eau de la source pouvait alors se mélanger de substances étrangères en quantités variables.

des eaux minérales de France par M. Wilm, chef de laboratoire à la faculté de médecine de Paris.

SOURCE DU BAYAA

Eau minérale naturelle marquant 21° Baumé.
Densité : 1,161.

POUR UN LITRE

Acide carbonique. Total.............	0 gr. 3165
Chlore............................	149 gr. 9832
Brome	0· 1258
Iode	Traces
Acide sulfurique	5 2337
Acide carbonique..................	0 1830
Sodium...........................	97 0613
Potassium	1 2058
Calcium	0 9144
Magnésium	0 7265
Lithium	0 0029
Rubidium.........................	Traces
Oxyde de fer......................	0 0288
Silice et alumine (argile)...........	0 1840
Total des matières dosées....	255 gr. 6494

Ces diverses substances ont été considérées comme étant groupées de la manière suivante :

Acide carbonique des bicarbonates...	0 gr. 2976
— libre..........	0 0189
Chlorure de sodium.................	245 gr. 4492
— de potassium	2 3040
— de lithium.................	0 0174
— de rubidium..............	Traces
Bromure de sodium.................	0 1617
Iodure de sodium..................	Traces
Sulfate de calcium	2 7404
— de magnésium..............	3 5768
— de sodium..................	0 6674
Silice et alumine	0 1840
Carbonate de calcium..............	0 2699
— de magnésium...........	0 0302
— de fer	0 0420
Matières organiques non dosées et pertes	0 7614
Poids du résidu...........	256 gr. 2404

Ainsi que dans l'analyse de M. Garrigou le chiffre des matières organiques est beaucoup moins considérable que dans celle de M. O. Henry, sans doute, parce que l'eau de la source n'est plus mélangée avec les eaux étrangères.

C'est à titre de documents que nous avons donné toutes ces analyses. Les différences qu'on peut y constater sont peu importantes au point de vue médical.

Celles qui ne sont pas le résultat d'une erreur tiennent probablement à des circonstances variables et inconnues dans lesquelles l'eau, en contact avec les roches salines, opère la dissolution des divers éléments qui les composent.

En résumé, l'eau de la Fontaine de Salies renferme une énorme quantité de chlorures, parmi lesquels le chlorure de sodium joue, de beaucoup, le principal rôle ; une quantité notable de sulfates ; enfin, de l'iode et du brome, que nous retrouverons dans les eaux-mères en plus fortes proportions.

EAUX-MÈRES

L'eau de la source de Salies a longtemps servi exclusivement, et sert encore aujourd'hui, en partie, à fabriquer du sel. Dans la plupart des salines on doit, avant d'extraire le sel, concentrer les eaux des sources, et les amener à un degré de saturation plus élevé. On les conduit dans ce but à la partie supérieure des *bâtiments de graduation,* immenses constructions de bois remplies de fagots formant de longues murailles. En descendant à travers les branches elles s'évaporent rapidement ; après plusieurs passages successifs dans ces appareils, l'eau est assez concentrée pour qu'on puisse avantageusement l'amener dans les chaudières pour la faire cristalliser. A Salies, l'eau de la Fontaine du Bayàa forme une dissolution naturelle suffisamment saturée et on la fait arriver directement dans d'immenses chaudières en tôle, disposées sur un bâti de maçonnerie, au-dessous desquelles sont des foyers chauffés avec des fagots de bois. On alimente les chaudières huit jours durant avec de l'eau salée, et on recueille de temps en temps avec une pelle le chlorure de sodium qui cristallise à la surface de l'eau et tombe ensuite sur le fond de la chaudière où il s'accumule peu à peu. Le liquide restant constitue *l'eau-mère.* C'est une solution saturée contenant les sels autres que le chlorure de sodium, et, en outre, une certaine quantité de ce dernier.

Les eaux-mères de Salies sont un liquide un peu coloré en jaune, d'une saveur très salée et amère. Quant à leur composition, elle varie assez pour que les résultats des analyses qui en ont été faites diffèrent dans de fortes proportions.

« La densité des eaux-mères de Salies, disent MM. O.

Réveil et O. Henry fils (1), est de 1,221. 1000 grammes ayant été évaporées à siccité ont laissé un résidu pesant 290 grammes, qui était ainsi composé :

Sulfates..... { de magnésie... / de soude...... / de chaux...... } Traces

Iodure de sodium

Bromure de magnésium

Chlorures... { de sodium / de calcium / de magnésium }

Sesquioxyde de fer

Matière organique et silice

« Les proportions variables de fer contenues dans ces eaux-mères proviennent, sans aucun doute, des chaudières dans lesquelles elles ont été concentrées. Le dosage de l'iode et du brome nous a donné les résultats suivants :

Bromure de cyanogène 0,04375 correspondant à brome 0,03283
Iodure de cyanogène 0,03875 correspondant à iode 0,032121

ou bien

Bromure de magnésium............ 0,0377545
Iodure de sodium................. 0,037934

« On voit que ces chiffres s'éloignent considérablement de ceux qui ont été signalés par MM. Figuier et Mialhe. Nos recherches sur ce sujet ont été multipliées, et nous sommes arrivés constamment aux mêmes résultats. »

Voici, d'autre part, l'analyse faite par M. Garrigou des eaux-mères à 35° :

(1) *Notice sur les eaux, les eaux-mères et les sels de Salies-de-Béarn*, p. 25.

PAR LITRE

Chlorure de sodium	....	223,335
—	de potassium.	55,009
—	de lithium	1,500
—	de calcium................	1,800
—	de magnésium............	155,203
Sulfate de magnésie	....	11,245
Bromure de magnésium............		10,000
Iodure de magnésium		0,949
Silicate de soude		0,272
Alumine et fer......................		0,180
Carbonate de soude.................		Traces
Matières organiques		15,000
Perte		12,800
	Total.............	487,293

Enfin, nous donnerons les résultats de la dernière analyse par **M. Wilm**.

Eau-mère concentrée à 35° et dépouillée par refroidissement

UN LITRE. — Densité, 1,255

Chlorure de magnésium............		231 gr.	812
—	de sodium................	44	172
—	de potassium.............	35	827
Chlorure de lithium		1	051
—	de rubidium.............		Traces
Bromure de magnésium............		10	313
Iodure de magnésium..............		0	010
Sulfate de potassium		21	830
—	de sodium................	17	815
—	de magnésium	15	055
	Total par litre.........	377 gr.	887

Ces trois analyses présentent des différences considérables dans l'évaluation totale des sels contenus dans un litre : 290 grammes, d'après MM. Réveil et O. Henry fils ; 487g 293, d'après M. Garrigou ; 377g 887, d'après M. Wilm. Ces différences s'expliquent, parce que l'eau-mère, résidu de la fabrication du sel, est un produit artificiel, qui n'est pas toujours identique à lui-même. MM. Réveil et O. Henry ont opéré sur de l'eau dont la densité n'était que de 1,221, tandis que M. Wilm a analysé de l'eau à 35°, dont la densité était de 1,255. L'eau-mère qui a servi aux expériences de M. Garrigou marquait également 35°. Il est évident que ces dernières contenaient eu dissolution une plus grande quantité de sels. M. Garrigou a trouvé dans l'eau-mère 223^{g}335 de chlorure de sodium ; M. Wilm n'en a retiré que 44 gr. Il nous paraît évident que, par suite de circonstances indéterminées, on avait, dans le premier cas, enlevé à l'eau une moins grande quantité de ce sel, tandis qu'il en restait davantage dans le second, quand on avait interrompu la fabrication.

De plus, les sels fabriqués à Salies renferment, outre le chlorure de sodium, d'autres substances, en minime proportion, il est vrai, dont le dosage variable peut faire varier la composition des eaux-mères. Tandis que le sel fin de luxe ne contient que des traces infinitésimales de brome et d'iode, le sel blanc en très gros cristaux contient par kilogramme 0^{g}25885 de bromure de magnésium et 0^{g}18896 d'iodure de sodium. La composition des eaux-mères provenant de ces deux fabrications doit différer au point de vue de la teneur en iode et en brome.

Le sel de Salies contient aussi une certaine quantité de sulfate de magnésie. C'est même à la présence de ce sel qu'on attribue, d'après MM. Réveil et O. Henry fils, les qualités spéciales des sels de Salies et d'Oràas (l'origine de ces deux sources est probablement la même), pour la conservation des viandes.

Ces observations font comprendre comment la composition de l'eau-mère peut différer selon les circonstances de sa préparation. Nous ajouterons qu'après la fabrication du sel, on remarque sur les chaudières une couche épaisse de concrétions qui en encroûtent le fond. Nous avons appris de M. St-Guily, directeur de l'établissement, que ces concrétions contiennent les sels de chaux dissous dans l'eau de la source en quantité notable (7ᵍʳ 292 par litre, d'après M. Garrigou), et qui ne se retrouvent pas dans l'eau-mère. Il nous paraît probable qu'elles renferment aussi d'autres substances cristallisées en diverses proportions, suivant les variations de la chauffe, ou d'autres circonstances de la fabrication du sel.

Les vapeurs qui s'échappent des chaudières et qui, ainsi qu'on le verra plus loin, entraînent des quantités appréciables de particules salines, peuvent aussi varier de composition suivant l'activité de la chauffe, la température ou la pression et autres circonstances indéterminées, et exercer ainsi une action sur la composition des eaux-mères, en leur enlevant plus ou moins des sels qu'elles contiennent.

Quoi qu'il en soit, et malgré les différences constatées dans leur composition, les eaux-mères renferment des chlorures en grande quantité, une forte proportion de sulfates alcalins, une petite quantité d'iodure et du bromure de magnésium sur l'évaluation duquel les deux analyses de MM. Garrigou et Wilm concordent parfaitement, leurs chiffres respectifs étant 10 grammes et 10ᵍʳ 313.

ANALYSE DE L'EAU CONDENSÉE

Pour être complet, nous rapporterons ici l'analyse de l'eau condensée faite par MM. Réveil et O. Henry fils. Bien que les vapeurs qui s'élèvent des chaudières de cristallisation n'aient pas été encore utilisées au point de vue thérapeutique, il est intéressant de connnaître les éléments qu'elles entraînent. D'ailleurs, les malades, pendant la durée de leur bain et de leur séjour dans l'établissement, respirent une certaine quantité de ces vapeurs qui se mélangent à l'air en des proportions variant avec la température, l'état hygrométrique et la pression atmosphérique. Quoique cette proportion soit très faible, nous croyons qu'elles ne sont pas sans action sur l'organisme, et que leur contact avec la muqueuse pulmonaire, dont la faculté d'absorption est si grande, est un adjuvant au traitement balnéaire.

Il serait à désirer que l'on établît dans l'usine, au-dessus dès chaudières à fabriquer le sel, une salle confortable et vaste, où passeraient les vapeurs qui s'en dégagent, et où les malades pourraient respirer pendant plusieurs heures un air saturé de principes médicamenteux. Cette amélioration sera réalisée avant longtemps, car le projet d'une salle d'inhalation est à l'étude.

Voici ce que MM. Réveil et O. Henry fils disent de l'eau condensée :

« Nous savons que les chaudières dans lesquelles on fait évaporer l'eau de Salies présentent une grande surface. Pendant l'opération il se dégage une quantité considérable de vapeurs qui se répandent dans l'atmosphère et transportent aux environs les parcelles de chlorure, bromure et iodure qu'elles entraînent.

« Nous avons analysé de l'eau condensée sur un corps froid placé dans l'intérieur de l'usine ; nous avons constaté que cette eau tenait en solution 24 gr. 3 de sels pour 1000. Ces sels renferment des chlorures de sodium, de magnésium, de calcium, des traces de sulfates de soude, de magnésie et de chaux ; enfin, de l'iodure de sodium et du bromure de magnésium.

« Le brome et l'iode dosés dans cette eau condensée comme nous venons de le dire, nous avons obtenu pour 1000 grammes d'eau :

>Bromure de cyanogène 0,011, soit brome 0,00825
>Iodure de cyanogène 0,155, soit iode 0,12403

« En d'autres termes, cette eau contient pour 1000 grammes :

>Bromure de magnésium.......... 0 gr. 00949
>Iodure de sodium............... 0   14648

c'est-à-dire 14 centigrammes d'iodure alcalin par litre.

« Cette proportion plus grande d'iodure dans l'eau condensée est parfaitement d'accord avec tout ce que l'on sait sur la facilité avec laquelle l'iodure de sodium est entraîné pendant l'ébullition de l'eau qui le contient ; aussi recommande-t-on d'ajouter du carbonate de potasse parfaitement pur à l'eau, pour fixer l'iode, lorsqu'on veut déceler la présence de ce corps. »

CLASSIFICATION

D'après les résultats des analyses que j'ai reproduites, les eaux de Salies doivent être considérées comme des eaux chlorurées sodiques fortes, iodo-bromurées. Elle sont les plus minéralisées de toutes celles qui sont employées en médecine. On ne rencontre dans aucune autre source un groupement aussi remarquable de substances utiles et dont l'action concourt à un même résultat.

Il y aurait lieu de s'étonner qu'elles n'aient pas été utilisées depuis longtemps au point de vue thérapeutique, si l'on ne savait qu'elles étaient employées en totalité à la fabrication du sel marin, très lucrative à cause de leur richesse en chlorure de sodium.

Dans ces dernières années un mouvement d'opinion en faveur des stations balnéaires françaises a fait rechercher les eaux minérales qui pouvaient remplacer avantageusement celles des autres pays. C'est depuis lors que l'attention du public médical a été plus spécialement attirée sur la Fontaine de Salies, et que les malades y affluent en nombre chaque année plus considérable.

On peut se rendre compte de sa supériorité sur les eaux similaires par l'examen des tableaux ci-joints dont le premier a été emprunté à la brochure de Réveil et Nogaret.

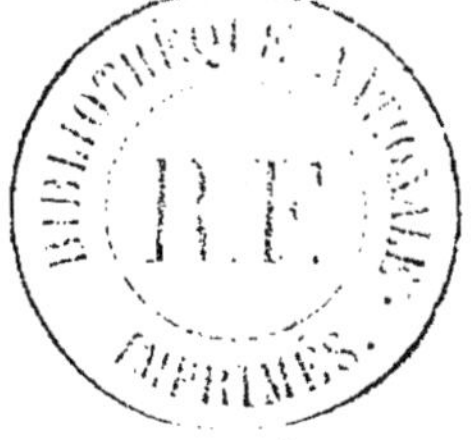

RICHESSE COMPARÉE DES PRINCIPALES SOURCES

Chlorurées Sodiques

NOMS DES SOURCES	QUANTITÉ DE SEL renfermée dans un litre d'eau	QUANTITÉ DE SEL renfermée dans un litre d'eau-mère	AUTEURS DES ANALYSES
Salies-de-Béarn	257ᵍ 988	487 293	Garrigou.
Montmorot (Lons-le-Saulnier)	»	370ᵍ 60	Braconnot.
Bex, près Lavey (Suisse)	»	292 49	Pyrame Morin.
Hammam-Melouane	30 05		De Marigny-Desfosses.
Salins (Jura)	29 990	257 720	Dumas, Pelouze, Favre.
Nauheim, Hesse Electorale			
— Frederich-Wilhem	40 3	....	Chatin, Bromeis.
— Grosser Sprudel	28 4		
— Salsbrunnen	25 50		
— Kurbrunnen	17 4382		
Salies (Haute-Garonne)	34 065	....	Filhol.
Hombourg	16 985	....	Liebig.
Soden.	15 691	....	Figuier et Mialhe.
Anzin (Nord)	14 6		
Wildegg (Suisse)	14 377	....	Lauré.
Kreuznach (Prusse)	12 1819	316 6	Liebig.
Cheltenham (Angleterre)	11 019	....	Parker et Brandes.
Ischia (Sicile)	10 419	....	Lancelloti.
Balarue	9 080	....	Marcel de Serres et Figuier.
Kissingen (Bavière)	8 55492	....	Liebig.
Bourbonne-les-Bains	7 546	....	Nivet, Mialhe et Figuier.
Saint-Nectaire	7 01	....	Nivet.
La Bourboule	6 6695	....	Lecoq.
Heilbrunn (Bavière)	4 900	....	Barruel.
Bourbon-l'Archambault	4 357	....	O. Henry.
Baden-Baden	3 000	....	Kœlreuter.
Tercis (Landes)	2 538	....	Thore et Meyrac.
Bourbon-Lancy (Saône-et-Loire)	1 751	....	Berthier.
Hammam-Mescoutin (Constantine)	1 45681	....	Tripier.
Luxeuil	1 113	....	Braconnot.
Néris	1 110	....	Berthier.
Wildbad (Wurtemberg)	0 594		
Gastein (Autriche)	0 341	....	Helfft.

ANALYSE COMPARÉE *des principales Sources chlorurées sodiques*

	SALIES DE-BÉARN (Garrigou)	SALINS (Réveil)	KREUSNACH Source Théodersballe (Duhring)	KREUSNACH source Elise (Polstorff)	NAUHEIM Source Frédéric Guillaume, la plus riche du groupe (Chatin)	KISSINGEN Source Rakoczy, la plus riche du groupe (Liebig)
Chlorure de sodium	229g 254	22g 74515	6g 2042424	9g 5201529	35g 1000	5g 2713
— de potassium	0 354	0 25662	0 0318446	0 1268624	»	0 5024
— de calcium	6 495	»	1 6274968	1 7333990	2 7500	»
— de magnésium	6 792	0 7012	0 7570300	0 0328384	»	0 5777
— de lithium	traces	»	0 0042066	0 0097918	»	0 0207
Sulfate de soude	9 094	»	»	»	»	»
— de potasse	0 212	0 68080	»	»	»	0 5765
— de chaux	0 797	1 41666	»	»	0 0650	0 8968
— de magnésie	3 750	»	»	»	»	»
— de lithine	traces	»	»	»	0 0098	»
Bromure de magnésium	0 473	»	»	»	»	»
— de potassium	»	0 03065	»	»	»	0 0029
— de sodium	»	»	»	0 0401072	»	»
Iodure de sodium	0 053	traces	0 0033728	0 0004195	iode libre : traces	»
Alumine et fer	0 460	»	»	alumine pure 0 0028111	»	»
Silicate de soude	0 254	»	silice : 0 0106970	silice : 0 0409887	silice et traces d'aluminium : 0 0260	silice : 0 0195
Carbonate de soude	traces	»	»	»	2 3600	1 3926
— de chaux	»	traces	0 2303172	»	»	»
— de strontiane	»	»	»	0 0892370	»	»
— de baryte	»	»	»	0 0383818	0 0450	0 0589
— de protoxyde de fer	»	»	0 0233762	0 0260251	»	0 0340
— de magnésie	»	»	0 0213940	0 1763989	0 0100	»
— de manganèse	»	traces	Protoxyde de manganèse : traces	0 0012489	»	»
Protoxyde de fer	»	»	traces	»	»	»
— de manganèse	»	»	»	»	fortes traces	0 0032
Nitrates alcalins	»	«	»	»	fortes traces	»
Arséniate de fer	»	»	»	»	traces	»
Sels de potasse	»	»	»	»	traces	»
Sels d'ammoniaque	»	»	»	»	»	0 0862
Phosphate de chaux	»	»	»	»	fortes traces	»
Matières organiques	non dosée	»	»	»	»	»
Perte	4 813	»	»	»		
	262 801	26 00000	8 9139776	11 8386627	40 3658	9 4427

Gaz acide carbonique libre...... 84 54
Pouces cubes. 22 54

Sans doute, on ne peut, d'après l'analyse seule, préjuger les effets thérapeutiques d'une eau minérale, si riche qu'elle paraisse. Il faut que l'observation clinique vienne les démontrer ou confirmer ceux qu'on aurait pu lui attribuer en raison des substances que l'on y a rencontrées. A ce point de vue l'expérience de vingt ans a prouvé la puissance de l'action des eaux de Salies ; c'est pour s'en rendre. compte qu'il convient d'examiner les propriétés physiologiques et thérapeutiques des divers sels qu'elle contient.

Parmi les substances en dissolution dans l'eau de Salies, on doit remarquer au premier rang le chlorure de sodium, en proportions réellement énormes (229 ou 245 gr. par litre), qui en constituent le caractère exceptionnel (1). Ce sel a une grande importance au point de vue physiologique. Son rôle dans l'économie a été parfaitement mis en lumière par Rabuteau dans ses *Eléments de thérapeutique et de pharmacologie,* et dans des articles auxquels nous emprunterons de nombreux renseignements.

Très répandu à la surface du globe, dans les eaux de la mer qui en contiennent 30 à 40 grammes par litre, dans un grand nombre de lacs et de sources minérales, et dans le sol à l'état de sel gemme, on le retrouve dans les plantes, dans les tissus et les humeurs des animaux. Le sang en contient 4 et 5 parties sur 1000. Il est introduit dans l'économie par les aliments et les boissons, et expulsé par l'urine et la sueur. Les organes respiratoires, quand ils fonctionnent dans un air imprégné de parcelles de chlorure de sodium, l'absorbent également avec une grande facilité.

Le chlorure de sodium semble agir sur l'organisme en augmentant les combustions, en favorisant la combinaison de l'oxygène avec les globules rouges. Gubler avait coutume de répéter devant ses élèves une expérience qui rend cette action pour ainsi dire palpable. Des cristaux de chlorure de sodium déposés à la surface des caillots provenant d'une

___

(1) Un bain d'eau minérale pure en contient une quantité qu'on peut évaluer à 60 ou 64 kilos.

hémorrhagie, de ventouses ou d'une saignée, s'entourent instantanément d'une auréole rutilante, et la solution saline qui se répand autour du liquide en fusion forme sur le cruor noirâtre des traînées d'un rouge écarlate se dirigeant vers les parties déclives. « La rutilance instantanée s'explique par la mise en liberté de l'acide carbonique et l'absorption de l'oxygène par l'hémoglobine. La permanence de cette coloration signifie qu'il ne se reproduit pas d'acide carbonique. Sans doute, il n'en serait plus de même si le sang était contenu dans ses vaisseaux, et si les hématies entraient en conflit avec les substances combustibles faisant retour dans le réseau capillaire veineux. J'ai lieu même de penser que l'oxydation n'en serait alors que plus rapide et plus complète (1). »

Rabuteau a vu l'urée augmenter dans une forte proportion (20 pour cent) pendant qu'il se soumettait à un régime fortement salé. En même temps, la température moyenne de l'aisselle, qui n'était auparavant que de 36° 9, s'élevait à 37° 4. Plouvier et Poggiale avaient depuis longtemps signalé l'influence du chlorure de sodium sur les globules du sang. Le Dr Plouvier, après une saignée préalable, ayant pendant deux mois ajouté à sa nourriture une dose quotidienne de 10 grammes de sel marin, Poggiale constata par l'analyse une diminution considérable de la proportion d'eau, et une augmentation correspondante des principes solides dans le sang d'une deuxième saignée pratiquée après ces deux mois de régime salé, avec cette circonstance digne de remarque que, tandis que l'albumine n'avait augmenté que de $\frac{1}{20}$, la proportion des globules s'était élevée de $\frac{1}{10}$ au-dessus du chiffre primitif. Rabuteau explique ce phénomène non par une action génératrice des globules, mais par la conservation des hématies sous l'action du chlorure de sodium. Il a observé, en effet, que sous le microscope elles se détruisent moins vite dans une solution de sel marin que dans l'eau

(1) Gubler : *Commentaires thérapeutiques sur le Codex.*

simple. On a signalé la diminution de ce sel dans le sang, chez les diabétiques et les chlorotiques.

Les éleveurs, pour activer la nutrition des animaux, et leur donner de l'appétit et de la vigueur, mélangent à leurs aliments une certaine quantité de sel marin. Sous l'influence de ce sel, ces animaux mangent davantage; leur poil est lisse, leur vigueur plus considérable, et leur chair, succulente. Mais, chose surprenante, *malgré l'ingestion plus grande des aliments déterminée par le sel marin, les animaux n'augmentent pour ainsi dire pas de poids.* Boussingault a vérifié de la manière la plus précise et par des expériences comparatives et réitérées cette dernière proposition. « Ces résultats, dit Rabuteau, peuvent s'expliquer complétement aujourd'hui d'après mes recherches. Le chlorure de sodium activant les oxydations, les matériaux ingérés sont brûlés en plus grande quantité, d'où il résulte que l'assimilation est moindre, et que le poids des animaux ne doit guère augmenter sous l'influence d'un régime salé, bien que l'alimentation soit plus considérable. Si les animaux se portent mieux, si leur énergie est plus manifeste, c'est que la machine animale étant chauffée davantage devient plus active et consomme une plus grande quantité de combustible. »

Les individus qui sont privés de sel marin tombent dans un état de cachexie aqueuse et albuminurique. Rabuteau cite le fait suivant rapporté par Barbier : Des seigneurs russes, voulant réaliser des économies, privèrent de sel leurs paysans; ces malheureux devinrent hydropiques; leur santé fut enfin si délabrée qu'il fallut leur fournir de nouveau cet aliment. Wundt a vérifié ce fait sur lui-même : s'étant soumis à une alimentation absolument exempte de sel, il vit apparaître l'albumine dans ses urines à partir du troisième jour. On sait que le défaut de sel fut pour nos soldats une cruelle privation pendant le siége de Metz (1).

(1) Voyez *Dictionnaire Encyclopédique des sciences médicales :* article *Sel Marin* (Demange).

Le chlorure de sodium est donc un aliment, et un aliment indispensable à l'économie. Mais il est aussi un médicament souvent fort utile, et son usage a été recommandé dans un certain nombre de maladies. Pris à la dose de 30 à 40 grammes, il purge assez énergiquement, mais il est peu employé à cette dose. Il joue un rôle important dans la médication anti-scrofuleuse. D'après Gubler, il n'agit pas dans ce cas comme spécifique, mais bien en excitant l'appétit, en stimulant les fonctions digestives, en activant les combustions, et en augmentant la nutrition ; il combat ainsi l'anémie qui souvent accompagne et aggrave la scrofule.

Amédée Latour l'avait conseillé dans le traitement de la tuberculose ; il faut dire que le succès n'a pas répondu à ses espérances.

Enfin, Piorry et Gintrac l'avaient employé contre les fièvres intermittentes, et il paraît qu'il a rendu des services contre cette affection entre les mains d'un certain nombre de médecins.

Les autres chlorures sont aussi des stimulants de l'hématose, et, de même que le chlorure de sodium, activent la nutrition. Le chlorure de calcium n'est plus guère employé dans la thérapeutique ; mais il a, paraît-il, été autrefois utilisé avantageusement contre les accidents scrofuleux et syphilitiques, et aurait donné des succès à Fourcroy, Wood et Hufeland.

Les *bromures alcalins* jouent un rôle considérable dans l'eau de Salies, non pas comme quantité, puisque celle-ci est bien inférieure à celle des autres sels, mais leur importance, au point de vue thérapeutique, n'échappera à aucun médecin. Le poids des bromures contenus dans l'eau d'un bain d'eau minérale pure est au moins de 50 grammes. S'il y a des indications spéciales, l'addition de l'eau-mère, qui en dissout 10 grammes par litre, permet d'en accroître beaucoup les proportions. Rappelons en peu de mots les propriétés de ce sel.

Peu après sa découverte le brome fut employé à titre de

succédané de l'iode contre le goître et les adénites strumeu-
ses. En effet, les bromures activent le mouvement de désassimilation et de décomposition organique ; mais ce n'est
pourtant pas leur pouvoir altérant qui en a généralisé
l'usage, et l'expérience a démontré qu'au point de vue de
l'excitation générale et de la congestion de l'encéphale,
leurs propriétés sont opposées à celles des iodures, et que
ces deux substances sont *partiellement* antagonistes.

« Le brome, a écrit Gubler, neutralise l'action physiologique de l'iode. Mais l'iode, à son tour, contrecarre les
effets du brome, car l'action du bromure de potassium, très
puissante en beaucoup de circonstances, n'a pas répondu
complétement à mes espérances dans certains cas précisé-
ment où l'iode abondait dans le bromure alcalin. L'iode
et le brome peuvent donc se servir réciproquement d'anti-
dote. » Et mon savant maître avait coutume, en certains cas,
d'associer le bromure à l'iodure de potassium, afin de faire
tolérer ce dernier.

Les applications du bromure sont nombreuses, et il est
inutile de les énumérer. Il suffit de dire que, mieux que nul
autre agent médicamenteux, il refréne les actions réflexes.
Son action contrestimulante s'étend même aux centres
nerveux encéphaliques. Le système circulatoire ressent aussi
l'influence sédative des bromures alcalins ; le cœur tempère
et ralentit ses mouvements ; la turgescence des capillaires
s'amoindrit ; la fièvre diminue. En un mot, le brome est un
sédatif puissant dont l'action directe ou détournée se fait
sentir sur l'économie tout entière (Gubler).

C'est sous la forme d'iodure de sodium que l'iode est
dissous dans l'eau de Salies, en très minime quantité, il est
vrai, mais l'activité des iodures est assez grande pour que la
faible proportion qui s'y trouve contenue doive puissamment
contribuer à l'action résolutive de cette eau, et je ne pense
pas qu'on puisse la considérer comme une quantité négli-
geable. Bien que l'iodure de sodium ne soit pas le plus
souvent employé directement en thérapeutique, il ne laisse

pas de rendre des services méconnus ; c'est probablement sous cette forme que la teinture d'iode, administrée par les premières voies, et absorbée, circule dans nos tissus (Gubler).

Les iodures, par la fluidité qu'ils communiquent au sang et aux autres humeurs, facilitent la résorption des produits plastiques interstitiels. Ces effets sont puissamment aidés par l'activité que les bains chlorurés sodiques impriment à la circulation ; aussi, je ne crains pas de le répéter, ils jouent un rôle important dans les propriétés fondantes qui sont au nombre des plus précieuses des eaux de Salies.

Les chlorures, les bromures et les iodures sont les principaux agents médicamenteux contenus dans ces eaux ; c'est au moyen de leurs propriétés que l'on peut interpréter l'action curative de nos bains. Mais cette eau minérale ne doit pas être envisagée comme une simple solution de ces sels. Les autres substances qui s'y trouvent ne jouent pas le rôle d'un corps inerte. Elle forme un ensemble compliqué dont il s'agit de rechercher les effets physiologiques et thérapeutiques.

ÉTABLISSEMENT THERMAL

Pendant longtemps, les habitants de Salies ne connurent, en fait de bains d'eau minérale, que ceux qu'ils prenaient dans la vaste piscine formée au centre de la ville par le bassin de la source, quadrilatère d'environ quinze mètres de côté. Quelques années avant sa fermeture, on commença à donner des bains de baignoire avec de l'eau réchauffée. Le docteur Nogaret, le premier, étudia les effets thérapeutiques de ces eaux et publia, en 1860, une notice, rédigée avec la collaboration de Réveil et O. Henry fils pour la partie chimique.

C'est un devoir pour moi de rendre hommage à ce médecin, qu'il est juste de considérer comme le premier fondateur de l'Etablissement thermal de Salies. Non-seulement il pressentit et annonça le succès futur et le grand avenir de cette station ; mais il précisa les indications thérapeutiques des bains de Salies et en signala les contre-indications, de telle sorte que ceux qui sont venus après lui n'ont pas eu beaucoup à changer aux règles qu'il avait formulées.

Les baigneurs étrangers commençant à venir en grand nombre, on construisit, en 1858, un petit établissement comprenant une douzaine de cabinets de bains et une salle de douches. Il est aujourd'hui réservé aux bains de deuxième classe. Peu à peu il devint insuffisant, et on fut obligé d'en construire un plus considérable.

Tel qu'il est aujourd'hui, avec les agrandissements successifs qu'on y a faits, l'Etablissement, situé en avant des salines, dans un jardin ombragé, contient dans la façade une grande galerie de plus de quarante mètres de longueur, large et bien éclairée, servant de promenoir. D'un côté, on descend dans le corridor des bains de seconde classe, comprenant treize cabinets et une salle de douches. Sur l'autre côté s'ouvrent les cabinets de première classe, au nombre de seize. Ils sont très confortables, suffisamment vastes ; chacun est précédé d'un petit cabinet de toilette avec un divan. Une autre aile du bâtiment, perpendiculaire à la grande galerie, contient dix-neuf cabinets de première classe. Les baignoires sont en bois, les baignoires de marbre ou de métal étant attaquées ou oxydées très rapidement par l'eau salée. Chacune est munie de quatre robinets pour l'eau minérale et pour l'eau douce, chaude et froide. On a placé dans le fond de la baignoire une sangle sous laquelle le baigneur passe les jambes. Un bain d'eau minérale pure contenant en dissolution 64 kilogrammes de sels divers, sa densité est assez forte pour soulever le corps des personnes d'un certain embonpoint et le faire presque flotter. Une partie du bâtiment, nouvellement construite, est séparée du corps principal au moyen de cloisons vitrées, ce qui permet d'y installer un calorifère pendant la saison froide et de donner les bains pendant toute l'année. Le nombre des baigneurs est, du reste, très restreint en hiver, et la partie du bâtiment que l'on peut isoler et chauffer suffit largement à leurs besoins.

Outre la salle de douches affectée au service des bains de seconde classe, deux autres salles de douches, entourées de douze cabinets de bains, offrent au malade les ressources variées de l'hydrothérapie. On y trouve des douches en arrosoir, une douche en cercle, des douches mobiles chaudes et froides, des douches locales à jet filiforme. Toutes sont alimentées par l'eau minérale et doivent l'être aussi avant longtemps par l'eau douce. Une salle contient des appareils pour la pulvérisation et pour les injections nasales.

Malgré quelques défectuosités inévitables dans un établissement qui ne date que de quelques années, et qui, du reste. seront prochainement corrigées, on peut dire que l'on y trouve de quoi suffire à toutes les indications du traitement thermal.

Au-dessus du vestibule est un salon assez vaste à la disposition des baigneurs.

CLIMAT

L'altitude de Salies est de 50 mètres environ. Les montagnes basques, qui sont les plus rapprochées, en sont séparées par une distance de 50 kilomètres au moins. Aussi le climat est bien différent de celui des stations des Pyrénées, entourées pour la plupart de sommets élevés et situées à une altitude qui dépasse en général 500 mètres.

Le climat, comme celui de la région sous-Pyrénéenne du Sud-Ouest, est chaud, ou plutôt tiède, doux et un peu humide. Même, au fort de l'été, la chaleur est fréquemment tempérée par des pluies rafraîchissantes amenées par le voisinage de la mer et des montagnes. Les vapeurs venant du golfe, entraînées par le vent d'Ouest et arrêtées par la barrière des Pyrénées, viennent se condenser au contact d'un air plus froid, et se résolvent en pluies fréquentes et quelquefois très fortes. Aussi le climat de cette région diffère complétement de celui des départements situés plus à l'Est. La chaleur de l'été y est moins vive, et les froids de l'hiver sont moins persistants et moins rigoureux. La sécheresse y est inconnue. Cet ensemble de circonstances climatériques fait que l'aspect de la végétation offre un contraste frappant avec celui d'autres régions situées sous la même latitude. Tandis qu'ailleurs, et même parfois bien plus au Nord, les prairies et les pelouses sont desséchées dès la fin de juillet, que les arbres, à cette époque, sont déjà dépouillés en partie de leurs feuilles, les campagnes du Béarn sont toujours vertes et fraîches et font l'admiration des voyageurs qui viennent de traverser les plaines brûlées du Languedoc ou du Midi Méditerranéen. Jusqu'au mois de novembre et souvent de décembre, les bois gardent un feuillage vigoureux et abondant, qui commence à peine à la fin d'octobre à se nuancer des teintes harmonieuses de l'automne.

Par contre, le printemps est souvent pluvieux ; le mois d'avril, en particulier, est celui où l'on observe les chutes d'eau les plus abondantes et les plus prolongées. L'automne est la saison la plus agréable. Le mois de septembre et même celui d'octobre sont souvent délicieux. A ce moment, les chaleurs sont passées, et les journées encore longues facilitent les excursions et les promenades.

Quelques chiffres me permettront de justifier cette appréciation sommaire. Voici la moyenne des températures mensuelles, d'après les observations quotidiennes faites à la Saline de Salies de 1880 à 1885, et que M. St-Guily, directeur de la Fabrique et de l'Etablissement thermal, a eu la bonté de me communiquer avec son obligeance accoutumée. Les observations sont faites trois fois par jour, à huit heures, à midi et à cinq heures. Elles ne peuvent donner la température moyenne absolue, puisque celle de la nuit n'est pas observée, mais bien celle de la journée, ce qui, à notre point de vue, est suffisant. On pourrait objecter encore que le thermomètre, situé dans l'enceinte de la Fabrique, peut donner une température un peu supérieure à la température du lieu, à cause des nombreux foyers allumés à l'intérieur et de la condensation de masses de vapeur qui dégagent leur chaleur latente. Mais je ne pense pas que cette circonstance crée une cause d'erreur appréciable et puisse exercer sur les instruments une influence bien sensible.

Moyennes des températures mensuelles relevées à la Saline de Salies

Années	Janv.	Févr.	Mars	Avril	Mai	Juin	juillet	Août	Sept.	Octob.	Nov.	Déc.
1880....									21°58	17°75	8°75	9°54
1881....	5°92	11°77	15°11	16°58	18°80	22°31	26°47	24°72	20 32	14 23	12 69	6 53
1882....	6 65	9 38	12 60	16 01	20 11	21 62	23 65	23 64	18 06	15 46	12 40	9 61
1883....	8 92	9 67	9 33	14 50	20 66	21 66	24 16	24 83	18 50	14 66	11 83	5 83
1884....	8 50	13	12 33	14 49	18 67	18 73	25 41	25 59	20 92	12 67	9 66	7 37
1885....	4 96	12 75	11 28	13 26	17 27	23 78	24 99	23				
Moyennes des 5 années..	6 99	11 31	12 13	14 96	19 10	21 62	24 93	24 35	19 87	14 95	11 06	7 77

Je n'ai pu me procurer des renseignements sur la quantité d'eau tombée annuellement à Salies; mais je possède des observations pluviométriques faites avec soin pendant sept ans à Orthez, éloigné de Salies de seize kilomètres seulement, et dont les conditions climatériques sont les mêmes; aussi ces observations peuvent-elles être considérées comme s'appliquant également à notre station thermale.

Moyennes mensuelles des jours de pluie relevées à Orthez

	Janv	Fév.	Mars	Avr.	Mai	Juin	Juil.	Août	Sep.	Oct.	Nov.	Déc.	Total de l'année
1873							9	8	5	11	12	3	
1874	4	8	7	12	10	16	8	7	12	18	14	22	116
1875	14	9	7	12	11	13	17	9	7	15	11	2	128
1876	0	8	20	16	13	14	0	11	11	9	12	14	128
1877	14	15	17	18	17	11	14	7	6	6	17	19	161
1878	12	7	13	21	16	12	14	0		14	19	18	146
1879	14	18	9	25	18	7	10	2	12	11	7	2	135
1880	2	10	4										
Moyennes	8 5	10 7	11	17 3	14 1	12 1	11 7	6 3	8 8	12	13 1	11 4	133 6

moins sept.

Voici maintenant les moyennes de la hauteur de la pluie tombée chaque mois. Elle a été mesurée au pluviomètre de 1874 à 1880 :

Moyennes des chutes de pluie mensuelles évaluées en milimètres

	Janvier	Février	Mars	Avril	Mai	Juin	Juillet	Août	Septembre	Octobre	Novembre	Décembre	Total de l'année
1874..	70 25	100 50	49 55	129 25	59 15	178 90	124 60	27 50	72	97	77	267	1252 70
1875 .	55 25	36 75	30 65	156	88 5	136 25	96 45	65 75	84 25	189 5	142 25	8 5	1090 10
1876..	0	34 80	127 25	130 25	78 5	100 25	0	56 25	67 75	61 75	52	150	858 80
1877..	102	90 50	140 75	121 85	89 15	52 40	91	26 25	47 50	71 50	166 75	190 80	1190 45
1878..	133 25	9 50	79 85	147 25	98 3	111 5	47 9	69 1	(1)	107 75	243	253 3	1300 70*
1879..	143 7	307 65	94 50	269 25	98 85	44 7	26 75	11	212 15	48	58 7	7 5	1322 75
1880..	6	107 5	26 6										
Moyennes	72 92	98 17	78 45	159 14	85 40	104	64 45	42 64	96 75	95 91	123 28	146 18	1142 96

*pour 11 mois

(1) Pendant ce mois de septembre, les observations ne furent faites que pendant 14 jours.

Il est regrettable que ces moyennes ne soient pas établies sur des observations plus prolongées ; mais j'ai dû me contenter des documents que j'avais à ma disposition. Il serait bon que des observations météorologiques, comprenant le baromètre, le thermomètre et le pluviomètre, fussent faites régulièrement à l'établissement thermal.

Une autre particularité du climat du Béarn, qu'il est utile de signaler, est la rareté et le peu d'intensité et de durée des vents. Tous les auteurs qui se sont occupés du climat de Pau ont insisté sur le calme de l'atmosphère. Ce n'est pas à Pau seulement qu'on l'observe, mais dans toute la contrée, à une certaine distance de la mer. Les vents dominants de la région sont les vents d'ouest. Ce sont eux qui apportent la pluie.

ÉPOQUE ET DURÉE DE LA CURE

MODE D'EMPLOI DES EAUX

A quelle époque doit-on aller à Salies? L'établissement thermal de Salies est désormais ouvert toute l'année, et l'on peut, même en hiver, prendre des bains dans des conditions suffisantes de confortable. Toutefois, les baigneurs seront peu nombreux pendant la saison froide. A moins d'indications urgentes (et elles sont assez rares dans les maladies chroniques, seules justiciables de la médication thermale), il sera bon d'attendre le printemps ou l'été. Comme on l'a vu, le mois d'avril est très pluvieux en Béarn ; aussi je crois préférable de ne se rendre à Salies qu'à partir des premiers jours de mai. Les journées sont plus longues à cette époque de l'année ; la température est exquise sous le ciel du Midi ; c'est le moment que devront choisir les malades ayant à faire deux cures thermales. Ils peuvent se reposer ensuite pendant deux ou trois mois, et y faire leur second séjour avant la mauvaise saison.

J'ai rencontré un certain nombre de personnes qui redoutaient d'y passer les mois de juillet et d'août. Il ne faut pas trop s'effrayer de la température qui règne à Salies durant ces deux mois. D'après les observations que j'ai citées, la moyenne de la température *diurne* de juillet est de 24º9 ; celle d'août, de 24º3. Il est rare, d'ailleurs, de voir le mercure s'élever au-dessus de 30º. La période comprise entre le 15 juillet et le 15 août est la seule que doivent éviter les personnes qui craignent la chaleur. A partir de cette dernière date, les grandes chaleurs sont passées. En tout temps, d'ailleurs, les nuits sont fraîches, et souvent, dès la chute du jour, on ressent la bienfaisante influence de la brise qui s'élève du fond du golfe. Le ciel, souvent voilé, ne permet pas aux rayons du soleil de frapper directement, et il en atténue la force. Si, quatre ou cinq jours de suite, la température s'élève d'une manière exceptionnelle, il est rare qu'une averse soudaine ne vienne pas la rafraîchir.

La saison se prolonge jusqu'à la fin d'octobre, et c'est, je le répète, l'automne qui est le moment de l'année le plus agréable. Souvent même les mois de novembre et de décembre offrent des journées d'une extrême douceur. Mais déjà le soleil est bien bas sur l'horizon ; il disparaît de bonne heure, et les variations de température sont brusques et étendues. Dans ces conditions la cure n'est pas aussi salutaire.

En somme, la saison thermale de Salies doit s'étendre du 1er mai au 31 octobre. Les personnes qui redoutent la chaleur feront bien d'éviter la période comprise entre le 15 juillet et le 15 août.

Quelle doit être la durée de la cure thermale ? Elle varie, on le comprend, suivant les cas particuliers et les tempéraments individuels. Les malades qui se rendent aux eaux s'attendent souvent à une guérison rapide, quasi-miraculeuse. Ils se sont enquis auprès d'amis, de connaissances, des bons effets que l'on doit en espérer et ils ont entendu raconter l'histoire, parfois authentique, le plus ordinairement exagérée, de patients qui, transportés au bain sur un brancard, s'en retournent en marchant, gaillards et dispos, après un petit nombre de jours. Il s'établit même à leur sujet des légendes que les habitués se répètent en les embellissant. Aussi voit-on parfois certains malades se décourager s'ils ne constatent pas sur eux-mêmes un résultat aussi merveilleux. On doit reconnaître que les succès immédiats sont rares, surtout dans les maladies chroniques, les seules à peu près que l'on vienne traiter dans les stations thermales, et une réelle amélioration survenue après l'essai infructueux de traitements variés doit suffire pour encourager le malade à continuer la cure pendant un nombre de jours assez long. Beaucoup s'imaginent que ce nombre est de vingt et un, pas un de plus, pas un de moins. Il est inutile de démontrer la fausseté de cette opinion. On ne peut fixer à l'avance la durée du traitement thermal ; elle dépend de l'état du malade et de la manière dont il supporte les bains. On peut dire pourtant que la cure doit être en général de vingt à trente jours. Il est utile, dans certains cas exceptionnels, de dépasser trente bains, mais ce nombre est presque toujours suffisant, et il est préférable de conseiller deux saisons, si une cure d'un mois ne paraît pas assez prolongée. Quelquefois même cette période doit être coupée par quelques jours de repos.

L'eau de Salies est employée principalement en bains et en douches. Les bains sont donnés avec l'eau de la source pure, ou bien mitigés avec de l'eau douce. Avec des eaux aussi fortement minéralisées il convient de commencer par des bains contenant un quart ou un cinquième seulement d'eau de la source. On ne doit pas oublier qu'un bain d'eau minérale pure de 250 litres (telle est la capacité des baignoires de l'établissement) contient 64 kilos de sels divers, et qu'un bain au quart en renferme encore 16 kilos. Aussi doit-on augmenter peu à peu les doses d'eau minérale pour arriver progressivement à l'employer pure. Quelquefois, du reste, il faut y renoncer, et se borner à user de bains mitigés pendant toute la durée du traitement thermal. L'étude des tempéraments individuels peut seule dicter la conduite à tenir sur ce sujet. En général les enfants tolèrent plus facilement les bains d'eau minérale pure sans manifester de phénomènes d'excitation.

L'eau-mère, ajoutée aux bains en plus ou moins grande quantité, permet d'en faire varier la composition et de l'adapter aux indications les plus diverses, précieux avantage dont on comprend facilement toute l'importance. Il n'est pas nécessaire, à Salies, de se servir d'eau-mère d'une manière à peu près constante, ainsi que cela se pratique à Kreusnach et dans d'autres stations d'eaux minérales chlorurées sodiques, la source du Bayàa étant assez minéralisée par elle-même. Mais, quand on a besoin d'obtenir une action résolutive énergique, ou qu'on veut modérer les effets d'excitation générale trop prononcée, on ajoute à un bain mitigé, ou à un bain d'eau douce six à douze litres d'eau-mère. Rarement il est utile de dépasser cette dose.

L'eau salée est également employée à Salies sous la forme de douches chaudes et froides, et l'on se trouve parfaitement, en bien des cas, d'ajouter aux effets du bain l'action puissante de l'hydrothérapie. Je crois même que l'on aura de plus en plus recours à ce moyen de traitement dont l'expérience démontre l'admirable efficacité. La composition de l'eau ne me paraît pas indifférente. Grâce à sa densité considérable et à sa composition, la douche est plus excitante. Employée avec prudence, elle donnera d'excellents résultats, en accélérant les phénomènes de nutrition, pour favoriser la résolution des inflammations chroniques, et pour accélérer la résorption des infiltrations interstitielles dont on cherche à obtenir la disparition.

L'excessive minéralisation de l'eau de Salies ne permet pas de l'employer en boisson comme les eaux chlorurées sodiques faibles. Un médecin distingué, qui a longtemps exercé dans cette station, M. le docteur de Larroque, en avait pourtant généralisé l'emploi. Je me suis bien trouvé de l'usage de l'eau à l'intérieur dans un certain nombre de cas. Elle est laxative à petite dose. Une à trois cuillerées à café diluées dans du bouillon ou du lait (l'expérience m'a prouvé que c'est le meilleur véhicule) suffisent pour combattre la constipation, si fréquente dans un grand nombre des maladies que l'on vient soigner à Salies. En les passant en revue, je ferai ressortir les indications particulières de l'administration de l'eau par les voies digestives.

EFFETS PHYSIOLOGIQUES ET THÉRAPEUTIQUES

L'action des eaux de Salies sur l'organisme est d'abord excitante. En sortant du bain, la peau est couverte de petits cristaux de sel formant une poudre blanche très apparente sur les points qui n'ont pas été essuyés avec soin. Après un certain nombre de bains, la peau devient plus sèche ; elle est fréquemment le siége d'éruptions papuleuses ou même vésiculeuses discrètes. J'ai vu apparaître deux fois une abondante éruption d'urticaire avec quelques symptômes d'embarras gastrique.

Cette excitation s'exerce également sur le système nerveux, et un petit nombre de bains suffisent souvent pour produire une sensation douloureuse de courbature dans les membres, de l'agitation, de l'insommie. Un peu plus tard, au contraire, surtout quand les bains ont été additionnés d'eau-mère, ils produisent un sommeil prolongé auquel, parfois, on a peine à résister pendant le jour. Il m'est arrivé à plusieurs reprises de ne pas me tromper en annonçant à des malades que le premier effet des bains serait de leur rendre le sommeil dont ils se plaignaient d'être privés depuis longtemps.

L'activité de la circulation est accrue, et les sécrétions autres que celles de la peau sont augmentées. Quelquefois, cependant, les bains donnent lieu à de la constipation.

On observe sous leur influence un relèvement général de l'organisme par suite de leurs effets toniques et reconstituants, une action résolutive locale, conséquence de l'activité imprimée à la circulation et aux phénomènes d'assimilation et de désassimilation, c'est-à-dire, à la nutrition des tissus ; enfin, une sédation du système nerveux.

Il serait peut-être intéressant de rechercher quelle est la part qui revient dans cette triple action exercée sur l'économie à tel ou tel agent du traitement balnéaire. Est-ce seulement, par exemple, en améliorant l'état général qu'il produit des effets sédatifs ? Faut-il faire jouer un certain rôle à l'absorption des bromures, quelque minime qu'elle soit ? Je n'aurai garde de discuter, encore moins d'essayer de résoudre cette difficile question de l'absorption balnéaire, et il me paraît inutile de rapporter ici les arguments qu'on a invoqués pour ou contre. Je crois cependant qu'en outre des bons effets produits par l'amélioration de l'état général et le relèvement des forces, il ne faut pas nier l'action de la *diosmose dermique*, comme disait Gubler, et les effets de l'introduction dans le sang d'une quantité, si minime qu'elle soit, de principes médicamenteux. Mais les effets du traitement thermal me paraissent dus principalement à l'excitation de la peau *(ubi stimulus, ibi fluxus)* et à l'activité qu'il imprime à la circulation des téguments. C'est une espèce de révulsion qui peut détourner les fluxions et les congestions des organes profonds, et diminuer leur hypérémie morbide. En outre, sous l'action de l'eau salée, la peau est fortifiée et devient moins impressionnable aux changements brusques de température, aux refroidissements qui sont la cause de fluxions internes, souvent dangereuses.

Quoi qu'il en soit, c'est la clinique qu'il importe le plus d'interroger, et je vais passer rapidement en revue les plus importants parmi les états pathologiques ou les affections sur lesquels les eaux de Salies ont une influence salutaire.

L'action des eaux de Salies est surtout tonique et reconstituante. Le premier résultat de la cure consiste à activer les phénomènes de nutrition intime et à enrichir le sang ; aussi convient-il de parler en premier lieu des malades oligaimiques.

ANÉMIE — CHLOROSE

Il faudrait peut-être dire *les anémies;* car c'est dans plusieurs formes d'appauvrissement du sang que les bains de Salies sont indiqués. On peut même affirmer qu'à part les anémies consécutives aux affections qui constituent une contre-indication positive, ils seront prescrits avec avantage dans la plupart des cas. C'est dire que des malades de tous les âges viennent demander à nos eaux la guérison de cette maladie, ou plutôt de ce symptôme. « L'anémie n'épargne aucune des périodes de la vie ; elle y change seulement de cause, de forme et d'aspect : inanition chez le nouveau-né, dans la seconde enfance, elle devient souvent lymphatisme ; vers la puberté, elle se fait chlorose ; revêt chez l'adulte des physionomies variées, suivant qu'elle est idiopathique ou secondaire ; enfin, dans l'extrême vieillesse, elle se confond avec la décrépitude. » (Potain.)

Ce qu'il est très rare d'observer à Salies, ce sont des cas d'anémie pour lesquels on n'ait pas essayé divers traitements. Les malades qui nous sont envoyés ont déjà, pour la plupart, pris du fer sous toutes les formes. C'est ce que l'on fait dès le début de la maladie. S'il s'agit d'une hypoglobulie vraie, le traitement martial réussit ordinairement ; mais, quand on se trouve en présence d'une véritable anémie, d'une diminution de la masse sanguine, quand l'état pathologique est dû à un défaut de nutrition, le fer n'a pas de succès, et souvent les malades ont épuisé toutes les formules de la matière médicale, sans avoir obtenu d'amélioration. Ils sont alors enfermés dans un cercle vicieux : d'une part, les troubles digestifs sont entretenus par la dyscrasie sanguine ; d'autre part, la difficulté de l'alimentation s'oppose à la reconstitution du sang. Plus on donne du fer dans ces cas, plus on aggrave les désordres des fonctions digestives. Les bains salés et l'hydrothérapie conviennent, au contraire, parfaitement.

Il en est de même dans la *chlorose.* Je ne veux point ici aborder une question théorique, ni prendre parti entre ceux qui font de la chlorose une entité morbide et ceux qui la considèrent comme une simple anémie. On ne peut méconnaître toutefois que *l'anémie de la puberté* a une physionomie particulière, non-seulement au point de vue des symptômes, mais aussi de par son étiologie. Elle est un trouble du développement ; qu'elle soit la conséquence de la perturbation des fonctions menstruelles, ou qu'elle soit produite en même temps qu'elle, et par les mêmes causes, cela suffit pour qu'on doive lui faire une place particulière dans le cadre nosologique. Les troubles nerveux qui l'accompagnent souvent, et qui peuvent se traduire par des manifestations hystériques, sont un motif de plus à l'appui de cette manière de voir. Les bains de Salies sont parfaitement indiqués en pareil cas ; mais il convient d'y ajouter l'action puissante des douches froides. Une seule saison ne suffira pas, sans doute, pour triompher de cet état, souvent si rebelle ; mais il est rare qu'une amélioration rapide ne vienne pas encourager le malade et le médecin.

Pendant le traitement thermal, on doit suspendre toute médication interne ; mais il est bon de faire prendre au malade une certaine quantité de lait. Cet aliment qui, le plus souvent, est bien digéré, contribuera à rétablir les fonctions digestives et à faire ainsi disparaître une cause, secondaire si l'on veut, mais réelle, de l'appauvrissement du sang. Je considère aussi comme utile dans ces cas l'administration quotidienne d'un peu d'eau salée. Elle aura pour effet de stimuler l'appétit et de combattre ces constipations féroces qu'il n'est pas rare de rencontrer chez les chlorotiques.

Les bains de Salies ne sont pas contre-indiqués dans ces

cas de chlorose, où, malgré l'absence des symptômes stéthos-
copiques, on redoute une tuberculisation pulmonaire.
L'excitation de la peau produira un effet salutaire sur la
congestion des organes respiratoires, et les fortifiera contre
l'influence de l'air extérieur. Dans ces cas, en particulier,
l'inhalation des vapeurs salines sera recommandée. C'est un
fait d'observation, que les affections pulmonaires sont rares
chez les ouvriers employés aux salines.

DU LYMPHATISME

Le *lympathisme* n'est pas, à proprement parler, un état pathologique. Il constitue tout au plus un état d'imminence morbide. C'est un *tempérament* caractérisé par la prédominance du système des vaisseaux blancs. Il se rencontre principalement dans l'enfance, et il rappelle, dans la série animale, l'état physiologique des espèces inférieures chez lesquelles ces vaisseaux constituent tout le système circulatoire.

Le lymphatisme n'est pas la scrofule et doit en être absolument distingué ; mais il est difficile de dire à quel moment le lymphatique commencera à être un scrofuleux. Qu'une lésion de la peau, une érosion, un traumatisme léger survienne, voici une lymphagite, une adénopathie qui peut devenir une adénite strumeuse. Il est plus facile, dans ces cas, de prévenir le mal que de le guérir. Les bains de Salies seront prescrits avec le plus grand avantage chez les enfants pour lesquels on redoute le développement ultérieur d'accidents scrofuleux, soit en raison d'antécédents héréditaires, soit à cause de leur tempérament lymphatique. Ils réussissent admirablement chez ces enfants à peau blanche, flasque, à articulations lâches, à muscles mous, dont le tissu cellulo-graisseux est souvent très développé, et ils les tonifient puissamment.

Les bains de mer sont souvent prescrits en pareil cas, et produisent ordinairement de bons effets ; mais il n'est pas rare de voir de ces enfants qui ne peuvent supporter les bains de mer, ni l'habitation d'une station maritime. Il en est un grand nombre pour lesquels on redoute avec juste raison le séjour dans une atmosphère marine, de crainte de provoquer l'explosion de manifestations cérébrales. J'ai vu à diverses reprises des petits malades qu'on avait envoyés au bord de la mer, présenter des phénomènes d'excitation, tels que de l'insomnie, des maux de tête, une irritabilité nerveuse, quelquefois des accidents graves, enfin, un état d'éréthisme qui obligeait à les en éloigner après quelques jours à peine. Ces enfants ne sont pas éprouvés par les bains de Salies ; ils les prennent sans offrir de pareils symptômes d'excitation ; on peut même, en général, leur donner des bains d'eau minérale pure qu'ils tolèrent parfaitement.

Il est assez commun d'observer, chez les enfants qui viennent d'avoir la rougeole ou la scarlatine, ou même quelque indisposition légère, des engorgements glandulaires de la région cervicale, persistant quelquefois pendant un temps fort long. Souvent ils consistent en deux ou trois ganglions assez volumineux ; quelquefois on trouve une chaîne de petits ganglions occupant toute la hauteur du cou et paraissant même pénétrer par le creux sus-claviculaire jusque dans la cavité thoracique. Ces engorgements sont souvent passagers et peuvent se résoudre en quelques semaines ou en quelques mois ; ce serait véritablement exagérer que de les considérer comme une manifestation de la scrofule. Cette expression, d'ailleurs, est une de celles que l'on doit éviter de prononcer, dans l'intérêt du malade. Aussi leur conserverons-nous le nom *d'engorgements lymphatiques*. Mais, quelquefois, au lieu de se résorber rapidement, ils persistent et menacent de devenir chroniques. Il est donc important de les soigner de bonne heure ; sous l'influence des bains de Salies, ils disparaissent en général. assez rapidement.

Parfois, ces engorgements ganglionnaires, qui paraissent se prolonger dans l'intérieur de la poitrine, coïncident chez les enfants avec une toux opiniâtre, quinteuse, rappelant celle de la coqueluche, et qui fait songer à une irritation et à une tuméfaction des glanglions bronchiques. Ici la nécessité d'un traitement actif s'impose encore plus nettement. Cette toux persistante et l'irritation de la muqueuse pulmonaire qui en est la conséquence ne sont pas sans inconvénients au point de vue de l'intégrité des organes de la respiration, et peuvent faire redouter l'évolution d'une maladie grave. L'huile de foie de morue, la médication iodurée sont indiquées en pareil cas. Les bains de Salies seront un adjuvant puissant à ce traitement. J'ai vu guérir sous leur influence, chez deux enfants, une toux que les parents appelaient *toux d'irritation,* et dont je trouvais la cause dans l'adénopathie bronchique. J'ai observé tout récemment encore une jeune fille de 20 ans, atteinte d'adénite cervicale, tourmentée par une toux quinteuse, comparable à celle de la coqueluche, et revenant principalement la nuit. La toux a disparu, selon mes prévisions, et même plus tôt que je ne l'espérais, car, après huit ou dix bains, elle a complétement cessé.

La médication thermale, on le constate à chaque instant, est surtout efficace quand on y a recours au début des maladies. C'est le cas d'appliquer le vieil adage : *Principiis obsta.* Elle doit faire partie du traitement préventif des affections qui n'existent pas encore, mais que des circonstances diverses permettent à un médecin attentif et expérimenté de prévoir à l'avance, et, souvent, de conjurer.

Il serait à désirer qu'on s'attachât surtout à empêcher, par une hygiène appropriée, le développement de la scrofule et de la tuberculose chez les enfants pour lesquels on peut la craindre, en raison de leur origine. Les bains salés à Salies, et même à domicile, y doivent jouer un rôle important. Je suis persuadé qu'on préviendrait ainsi l'apparition d'affections qu'il est bien difficile de guérir quand elles sont à l'état de lésions confirmées. L'hygiène préventive est la meilleure des thérapeutiques.

SCROFULE ET TUBERCULOSE

Récamier, raconte-t-on, disait un jour : « Hâtez-vous d'employer ce remède tant qu'il guérit. » Je serais tenté, renversant sa pensée, de dire à propos de la scrofule : « Guérissons cette maladie tant qu'elle existe. » On pourrait croire, en effet, que la scrofule est menacée de disparaître du cadre nosologique. Si les abcès froids sont des abcès tuberculeux, si les scrofulides osseuses sont des ostéites tuberculeuses, si toutes les lésions de la scrofule enfin sont le produit du bacille de Koch, que restera-t-il de la diathèse scrofuleuse ? Et, d'ailleurs, faudra-t-il conserver l'expression de diathèse elle-même ?

Il me souvient d'avoir entendu Velpeau dans ses leçons cliniques interpréter l'évolution de toutes les lésions scrofuleuses par des causes locales dont l'origine se trouvait dans une irritation de la peau et du réseau lymphatique. Ainsi, chez les enfants que l'on négligeait de moucher, le mucus nasal, altéré par le coryza, enflammait la lèvre supérieure et déterminait ce gonflement que l'on y observe souvent et qui contribue à donner un caractère spécial à la physionomie des petits scrofuleux. De proche en proche les vaisseaux lymphatiques transmettaient cette irritation jusqu'aux ganglions du cou, et voilà une adénite constituée, qui bientôt devenait chronique par le retour et la persistance des mêmes causes. Point n'était besoin dans sa théorie d'un microbe spécial pour expliquer la genèse des adénites, des ulcérations cutanées, des kérabites, et de toutes les affections que l'on rattache à la scrofule.

Je me garderai bien d'essayer à ce propos une discussion

théorique qui dépasserait de beaucoup ma compétence. Je sais trop bien

> ..... Quid ferre recusent,
> Quid valeant humeri.

Mais, il me sera permis de le dire : quelque doctrine que l'on adopte ; que la scrofule soit une entité morbide, ou un cadre fictif contenant des lésions qu'il faut rapporter au tubercule, le strumeux n'est pas un être de raison, et, comme c'est lui, en définitive, que le médecin est appelé à traiter, il convient d'étudier l'effet que les bains de Salies produisent sur lui.

A titre de tonique et de reconstituant puissant, les bains de Salies ont pour résultat d'améliorer l'état général, si souvent mauvais chez les scrofuleux, soit par faiblesse de constitution, soit à la suite des affections diverses dont ils ont été atteints.

Mais les résultats avantageux obtenus dans la scrofule ne sont pas dus seulement à cette action banale, bien qu'énergique, des eaux chlorurées sodiques ; l'amélioration des lésions est trop constante et souvent trop rapide pour qu'on puisse la considérer uniquement comme l'effet indirect du relèvement général de l'organisme. On voit, en étudiant les résultats produits sur les diverses lésions scrofuleuses, que les bains de Salies exercent sur elles une action spéciale qui leur fait une place à part dans les moyens que l'on doit opposer à ces affections.

On peut citer parmi les scrofulides les plus rebelles *le lupus*. Les médications les plus variées et les plus énergiques échouent souvent contre cette affection si pénible. En général, il est grandement amélioré à Salies. C'est encore une lésion qui, dans la plupart des cas, peut être rapportée au tubercule ; et il faut que ces produits d'une vitalité peu développée soient éliminés et disparaissent. L'activité plus grande imprimée aux fonctions de la peau sous l'influence des bains salés concourra puissamment à ce résultat. On aura recours pour la favoriser aux douches fines, ou aux pulvérisations. Mais plusieurs saisons sont le plus souvent nécessaires pour triompher de cette lésion tenace dont il est difficile de venir à bout, et qui reparaît maintes fois, malgré une apparente guérison. Dans bien des cas il est nécessaire d'en venir aux procédés énergiques du raclage, conseillé par le Dr Besnier, ou de la cautérisation ignée. Quoi qu'il en soit, les bains de Salies produisent toujours une amélioration notable, et doivent être considérés comme un puissant adjuvant aux autres méthodes de traitement. Ils seront utilement prescrits pour y préparer le malade ou pour confirmer la guérison obtenue.

De toutes les manifestations de la scrofule, les *adénites* sont celles que l'on observe le plus souvent à Salies. C'est souvent la seule lésion qui trahisse l'existence de la diathèse, et il n'est pas rare de voir des *écrouelles* chez des sujets en apparence bien portants et offrant l'aspect d'un tempérament sain et d'une vigoureuse constitution. Souvent, c'est lentement et d'une manière insidieuse que les tuméfactions ganglionnaires apparaissent. On découvre par hasard, en y portant la main, de petits ganglions engorgés le long des vaisseaux du cou. Peu à peu ils augmentent de volume, se réunissent, s'agglomèrent, et finissent par constituer des tumeurs volumineuses qui déforment la région. Elles sont ordinairement indolentes, et ne provoquent aucune réaction inflammatoire ; mais, sous l'influence d'un refroidissement, d'un effort, d'une angine, ou même, sans cause apparente, elles s'enflamment et suppurent. C'est alors que surviennent des décollements de la peau, des suppurations intarissables et l'établissement de ces fistules qui résistent à tous les moyens employés, et par lesquelles s'écoulent, pendant des mois et des années, un liquide séro-purulent entraînant avec lui des grumeaux caséeux et des fragments de concrétions crétacées. Elles ne se cicatrisent qu'en laissant des traces ineffaçables, soit des dépressions infundibuliformes, soit des brides saillantes. Le cou n'est pas le seul siége de ces engorgements ganglionnaires. En cherchant bien dans le creux axillaire on trouvera presque toujours quelques petites tumeurs. Il n'est pas rare d'en observer au creux poplité, à l'aîne, et divers symptômes permettent souvent d'en soupçonner l'existence dans le médiastin on le mésentère.

Ces engorgements strumeux sont le triomphe des eaux de Salies. Après un petit nombre de bains, les tumeurs cervicales, ordinairement les plus accessibles, celles dont on peut suivre le plus facilement l'évolution, s'isolent l'une de l'autre, se dissocient, se fragmentent, en même temps qu'elles diminuent de volume. Il arrive fréquemment qu'on les voit disparaître après une seule saison, non pas pendant le séjour du malade à l'établissement, mais deux ou trois mois après ; car les bon effets de la cure thermale ne se font ressentir complétement qu'au bout d'un certain temps. Malheureusement les récidives sont fréquentes, et l'année suivante les tumeurs peuvent reparaître, moins volumineuses, il est vrai, et moins nombreuses ; mais elles viennent rappeler au malade que la diathèse n'est pas guérie, et lui démontrer la nécessité d'une seconde saison balnéaire.

Quand la suppuration s'est établie, alors surtout qu'elle dure depuis longtemps, la guérison est plus longue à obtenir ; mais, sous l'influence des bains salés, on voit l'écoulement purulent, après avoir augmenté au début, diminuer d'abondance et les trajets fistuleux se cicatriser rapidement.

Les douches générales ou locales, ces dernières employées sous forme de petit jet, et seulement quand les ganglions ne sont pas le siége d'une inflammation aiguë, seront prescrites en même temps que les bains. Il est bon également de faire prendre une petite dose d'eau minérale à l'intérieur. Enfin, le malade appliquera chaque jour, pendant quelques heures, des compresses imbibées d'eau-mère sur les ganglions engorgés.

En dehors des adénites suppurées, on voit souvent des *abcès* et des *fistules* qui n'ont pas une origine ganglionnaire, et dont le siége se trouve dans le tissu cellulaire sous-cutané.

On les appelait autrefois *abcès froids, écrouelles cellulaires.*
Le nom de *gommes scrofuleuses* leur a été appliqué pour la
première fois par M. Vidal. M. le Dr Ernest Besnier et ses
élèves, MM. E. Brissaud et Josias, les ont étudiés avec soin
et ont établi leur nature tuberculeuse. Le professeur Lannelongue les a décrits minutieusement en mettant en lumière
l'importance du rôle que joue dans leur pathogénie la
membrane d'enveloppe qui constitue leurs parois. Ces abcès,
véritables *gommes tuberculeuses,* doivent être traités par les
moyens chirurgicaux ; mais, pour prévenir l'infection générale de l'organisme et pour favoriser leur cicatrisation, on
doit combattre énergiquement la maladie dont ils sont une
manifestation locale. En outre de la médication interne, les
bains salés seront prescrits pour activer la nutrition et
favoriser la disparition des tissus d'une faible vitalité, des
éléments embryonnaires qui se développent au voisinage
des dépôts tuberculeux.

Quel que soit, d'ailleurs, le siége de la tuberculose locale,
quel que soit le tissu où elle s'est développée, les eaux de
Salies seront prescrites avec succès. « La scrofule, consi-
dérée au point de vue de la diathèse, indique toujours les
eaux minérales, dit M. Durand-Fardel. » Et, plus loin, le
savant auteur du *Traité des Eaux minérales* ajoute : « La spé-
cialisation du traitement thermal de la scrofule appartient
aux eaux *chlorurées sodiques,* et leur action est en raison de
leur minéralisation en chlorures. » Mais il est nécessaire,
si l'ou veut retirer de leur emploi tous les avantages que
l'on peut en espérer, de ne pas attendre que les lésions se
soient étendues et multipliées. Si la chirurgie contemporaine
a de plus en plus recours au traitement médical, en raison
de l'importance plus grande qu'elle reconnaît aux causes
primitives et générales des affections organiques, elle doit
s'attacher encore davantage au traitement préventif. A ce
titre les eaux de Salies doivent être mises au premier rang
des moyens à employer chez les individus, les enfants surtout, pour lesquels, à cause de l'hérédité, ou en raison de

leur tempérament lympathique on redoute le développement
de la tuberculose. Si le tubercule ne peut apparaître
qu'après son introduction dans l'organisme par une voie ou
par une autre, comme le donnent à penser les plus récentes
recherches, la question du terrain dans lequel il doit
évoluer n'en garde pas moins une importance capitale. Le
produit morbide, même introduit dans l'économie, demeu-
rerä stérile et disparaîtra s'il ne rencontre pas un milieu
favorable.

Il est remarquable, en effet, que, malgré l'orientation
nouvelle des doctrines pathogéniques et la démonstration,
dans un grand nombre d'affections, de l'existence d'organis-
mes particuliers considérés comme la cause de la maladie,
la thérapeutique n'a pas jusqu'ici subi de grands changements. C'est que nous sommes peu armés encore contre les
parasites infiniment petits qui se développent en nous; nos
moyens d'action contre eux sont peu efficaces. Tout au plus,
réussissons-nous à empêcher leurs germes de pénétrer à
l'intérieur de nos tissus dans les cas où il suffit de protéger
une certaine partie de l'individu, d'où l'efficacité de l'anti-
sepsie chirurgicale ; mais, quand une fois ils ont envahi
l'organisme, nous n'avons pas de moyens de les poursuivre
et de les détruire en agissant directement sur eux. Du
moins ceux que l'on a proposés sont bien précaires et bien
incertains. Mais nous pouvons agir sur le terrain où ils
doivent se développer, et, en le fortifiant, le rendre capable
de résister à leurs attaques. En agissant ainsi nous pouvons
circonscrire leur champ d'invasion, arrêter leur développement, et mettre obstacle à l'infection générale de l'individu.
Cette méthode est certainement la meilleure pour prévenir
l'auto-inoculation.

C'est en mettant le malade en état de lutter contre la
prolifération des germes morbides qu'on évitera ces explo-
sions soudaines de manifestations tuberculeuses telles que la
méningite, la phthisie aiguë après une opération qui avait
pour but d'enlever des produits tuberculeux paraissant

isolés et ayant apparu dans le « lieu de moindre résistance ». Le professeur Verneuil a prouvé par de nombreuses
observations telles que des résections osseuses, des grattages
d'abcès, des ablations de testicules tuberculeux, de tumeurs
ganglionnaires, que ces « métastases », comme on disait
autrefois, sont malheureusement loin d'êtres rares. Un
traitement médical, et, entre autres moyens, les bains salés
longtemps prolongés, devront précéder ces interventions
chirurgicales, si l'on veut épuiser toutes les précautions pour
prévenir ces redoutables accidents tuberculeux.

Je n'entreprendrai point la tâche de décrire ni d'énumérer
les unes après les autres toutes les manifestations scrofuleuses ou tuberculeuses qui sont justiciables des eaux de Salies.
Je citerai seulement, parmi celles que j'ai eu l'occasion d'y
traiter, les diverses formes de *kératites scrofuleuses,* lésions
rebelles aux moyens locaux, et exigeant pour guérir que
l'on agisse énergiquement sur la diathèse. Elles seront, en
général, améliorées par le traitement thermal ; mais on ne
doit pas oublier que les récidives sont fréquentes, et alors
même qu'elles tendent à s'éloigner, à devenir plus rares, on
doit continuer avec persévérance la médication interne,
l'huile de foie de morue, l'iodure de fer et les bains salés.

L'*ozène,* qu'il soit compliqué de lésions osseuses, ou
qu'il tienne simplement à des ulcérations de la muqueuse,
est aussi favorablement modifié par les eaux de Salies ; aux
bains généraux et aux douches, si l'hydrothérapie n'est pas
contre-indiquée, il est bon d'ajouter des lavages de la cavité
nasale pratiqués une ou deux fois par jour avec un à deux
litres au moins d'eau douce additionnée d'eau-mère en faible
proportion. Deux à six cuillerées pour un litre d'eau donnent une solution suffisamment saturée.

Je signalerai également l'*otorrhée* comme une indication
au traitement thermal par les eaux de Salies.

Mention spéciale doit être faite du *tubercule du testicule ;*
soit qu'il se présente sous la forme de l'orchite, ou de
l'épididymite tuberculeuses, ou qu'il s'agisse de nodules

isolés ou d'infiltration tuberculeuse, le malade se trouvera
bien d'employer les bains de Salies. Mais les chances de
guérison varient suivant les différents aspects que revêt la
maladie. Souvent la tuberculose génitale est isolée ; canton-
née exclusivement dans la glande spermatique, et plus
particulièrement dans l'épididyme, elle n'exerce aucun
retentissement sur l'organisme ; elle évolue uniquement
in situ et ne se généralise pas. C'est, en effet, une des
manifestations tuberculeuses qui démentent la loi de Louis :
après l'âge de quinze ans, quand on trouve des tubercules
dans un organe, il y en a constamment dans le poumon.
D'après Reclus, qu'on ne peut ne pas citer quand il s'agit
de tubercule du testicule, les poumons sont indemnes dans
près de la moitié des cas. Aussi importe-t-il de tout faire
pour augmenter la force de résistance de l'organisme, et le
mettre en état de s'opposer à la généralisation des germes
morbides, à l'anto-infection de l'individu.

Que l'affection évolue avec lenteur, c'est-à-dire qu'elle
reste confinée dans le testicule ou l'épididyme à l'état
d'induration indolente, ainsi que cela se voit fréquemment,
ou qu'elle s'accompagne d'inflammation périphérique,
qu'elle se complique d'abcès et de fistules, les bains salés
seront indiqués dans l'un et dans l'autre cas ; on peut
espérer que dans le premier les lésions sommeilleront dans
l'organe malade, et y séjourneront comme des corps étrangers. J'ai, pour ma part, donné des soins à un malade,
atteint pourtant de lésions pulmonaires, peu graves, il est
vrai, chez lequel une induration tuberculeuse de l'épididyme
se maintient stationnaire depuis plusieurs années. Dans le
second cas, on a vu les fistules se tarir, les abcès se
cicatriser, et la glande spermatique se débarrasser complétement des produits morbides.

Je ne saurais partager sur ce point l'opinion que
M. Eugène Rochard a exprimée dans son intéressant et
savant ouvrage sur *Les Eaux minérales dans les affections
chirurgicales*. Pour lui la présence du pus serait une contre-

indication à l'emploi des bains de Salies. Sans doute, l'existence d'un foyer purulent doit obliger à une plus grande circonspection dans l'emploi des bains chlorurés sodiques ; sans doute, aussi, une plaie d'une étendue considérable donnant lieu à une abondante suppuration doit les faire proscrire ; mais on ne peut méconnaître leur utilité en bien des cas où la suppuration est déjà établie, et, sous ces réserves, je crois qu'elle n'empêchera pas de les conseiller dans les affections pour lesquelles elles sont d'ailleurs indiquées.

Si la marche de la maladie est telle que l'on doive se décider à une opération grave, les bains salés n'auront pas moins une grande utilité pour mettre le malade en état de la mieux supporter, et pour prémunir l'organisme contre une infection possible.

Quand la tuberculose est généralisée, que les poumons sont gravement atteints, la lésion du testicule n'est plus qu'un épisode secondaire. C'est la phthisie qui domine la situation. Nous n'avons pas à nous occuper ici de ces cas.

MALADIES DES OS ET DES ARTICULATIONS

Toutes les affections osseuses ne doivent pas être traitées par les eaux chlorurées sodiques, et celles-ci ne conviennent pas à toutes les périodes de la maladie. On ne doit pas perdre de vue, cependant, que le tubercule est très souvent la cause des lésions des os ; dans ce cas, les bains de Salies doivent être conseillés : ainsi, dans le mal de Pott, les caries des os, l'ostéite tuberculeuse, dans l'ensemble complexe des lésions que le professeur Lannelongue a étudiées sous le nom de *Coxotuberculose*. Elles doivent êtres prescrites au début de la maladie, alors que souvent le caractère de la lésion est encore douteux, et que l'on peut espérer qu'une amélioration de l'état général peut arrêter le développement d'une affection soupçonnée seulement et non encore positivement déclarée.

Elles sont contre-indiquées dans la période inflammatoire, quand il y a une forte fièvre, ou des accidents subaigus. Mais on les prescrira avec avantage à la période de suppuration, lorsque l'organisme affaibli a besoin d'être fortifié pour lutter avec succès contre cette cause d'épuisement.

Je ne passerai pas en revue l'une après l'autre les diverses affections osseuses. Il suffit de dire que la tuberculose des os et des articulations est justiciable des bains de Salies. A ce titre on doit les conseiller dans le cas de tumeurs blanches, avec cette remarque qu'une extrême prudence est nécessaire dans leur administration. On doit prendre garde de provoquer par leur action énergique une inflammation trop intense et dépassant le but qu'on s'est proposé d'atteindre. Sous cette réserve on verra souvent dans les affections osseuses et articulaires une amélioration rapide couronner le traitement thermal. Je me suis bien trouvé dans plusieurs cas de douches très chaudes appliquées sur les extrémités malades. Grâce à l'activité que la douche chaude imprime à la circulation sanguine, à l'excitation qu'elle produit sur la nutrition des tissus, on peut espérer qu'elle ramènera dans le courant circulatoire les produits plastiques nouvellement formés ou épanchés, et qu'elle arrivera à faire disparaître ces éléments embryonnaires dont la vitalité est peu prononcée, et qui, suivant la pittoresque expression de Reclus « n'ont pas encore droit de cité dans l'économie ».

Je ferai seulement deux observations : la première, c'est que l'on doit rechercher avec soin si le rhumatisme ne joue pas un rôle dans l'affection articulaire que l'on traite. J'ai constaté à plusieurs reprises que, dans ce cas, les eaux de Salies, loin de produire un effet salutaire, donnent lieu à une aggravation des symptômes morbides ; aussi doit-on les proscrire dans ces arthrites à formes peu nettes, dont la marche lente et irrégulière rappelle le rhumatisme, alors surtout que le malade a présenté d'autres manifestations arthritiques.

La seconde remarque que m'a suggérée l'observation des malades, c'est qu'il faut user de grands ménagements dans le traitement des atrophies musculaires, qui, toujours, ou presque toujours, accompagnent les affections articulaires. Le segment du membre situé au-dessus de l'articulation malade est le plus souvent et le plus sérieusement atteint. Les douches énergiques seraient indiquées pour reconstituer la fibre musculaire ; mais il faut une grande prudence dans leur application, de peur que la marche de l'affection articulaire ne reçoive en même temps une dangereuse impulsion.

RACHITISME

Le rachitisme n'a rien de commun avec la scrofule, si ce n'est les liens de parenté que l'on a voulu trouver à l'un et l'autre avec la syphilis. De même que certains auteurs ont voulu voir dans la scrofule une descendance, un *métamorphisme* de la diathèse syphilitique, de même on a fait du rachitisme une manifestation de la syphilis héréditaire. Parrot a soutenu cette thèse avec un talent qui, pourtant, n'entraîne pas la conviction. Bien des objections ont été faites à cette doctrine, qui a des côtés séduisants, et en faveur de laquelle on peut invoquer l'apparition successive des grandes épidémies de syphilis et de rachitisme au XVe et au XVIIe siècle, séparées l'une de l'autre par un siècle et demi seulement, et aussi la fréquence des lésions syphilitiques chez les enfants rachitiques. Quant à cette dernière preuve, on peut lui objecter qu'un certain nombre des lésions données par le professeur Parrot comme manifestement syphilitiques, ne sont pas toujours diathésiques. Pour ma part, j'ai vu des exemples d'érosions dentaires types et d'érythème circiné de la langue chez des enfants qui, bien certainement, n'étaient pas en puissance de vérole. En pareil cas, des preuves négatives solidement établies sont tout-à-fait démonstratives. Quand on a suivi de près une famille pendant de longues années, et que l'on connaît toute son histoire pathologique, on peut affirmer, sans crainte d'erreur, qu'elle est indemne de syphilis. J'ai vu plusieurs enfants atteints de rachitisme, nés de parents chez lesquels il n'y a jamais eu de manifestations diathésiques, et qui eux-mêmes n'en ont jamais présenté. Si le rachitisme était dû à la syphilis héréditaire, il n'en serait pas ainsi. D'ailleurs, d'autres considérations, qu'il n'est pas nécessaire d'exposer ici, ne permettent pas de considérer le rachitisme comme une manifestation de la diathèse syphilitique.

On doit donc admettre que la syphilis, comme d'autres causes morbides, peut favoriser le développement du rachitisme ; mais elle ne se trouve pas nécessairement à l'origine de cette maladie. Elle joue un rôle plus important peut-être, mais analogue aux autres causes de débilitation, telles que la misère, le séjour dans une atmosphère humide ou une habitation obscure, la mauvaise alimentation ou le sevrage prématuré, cause fréquente de rachitisme, comme l'ont démontré depuis longtemps les expériences de M. Jules Guérin.

Quelle que soit son étiologie, « le rachitisme est un vice de nutrition des os caractérisé par le gonflement et le ramollissement, les incurvations ou même les fractures des extrémités épiphysaires en voie de développement (Reclus) ». Les lésions auxquelles il donne lieu le font aisément reconnaître : d'abord le gonflement des articulations que l'on dit vulgairement *nouées*. Ce gonflement est plus prononcé aux membres inférieurs, au genou surtout. Il est d'autant plus apparent que l'amaigrissement du membre le fait ressortir davantage. Les jointures sont déformées et relâchées ; on peut, au début de la maladie, leur imprimer des mouvements anormaux, accompagnés de craquements, même dans les cas légers où les lésions ne sont pas graves. Le ramollissement des os favorise la production de courbures en divers sens ; les os se plient, et l'incurvation des membres peut leur donner des formes variées. J'ai observé plusieurs fois que le membre inférieur droit présente une courbure à concavité externe plus prononcée que le membre gauche. Cette lésion est occasionnée par la pression du bras gauche de la nourrice qui porte habituellement l'enfant, et incline le tibia sur le fémur *(genu valgum)*. Je l'ai vue diminuer quand on prenait soin de porter l'enfant sur le bras droit, ce qui, par parenthèse, est fort difficile à obtenir. Les déviations des os du membre supérieur sont moins fréquentes, mais le gonflement des poignets existe presque toujours. Les os du crâne ne sont pas épargnés ; leur soudure est plus lente à se faire, et les fontanelles sont plus larges qu'à l'état normal. La tête semble très volumineuse et la saillie du frontal et des temporaux fait paraître par contraste la face plus petite. Chose remarquable, les petits rachitiques ont ordinairement une intelligence supérieure à celle des enfants de leur âge.

Plus fâcheuses peut-être sont les incurvations anormales de la colonne vertébrale et surtout des côtes, qui diminuent souvent d'une manière définitive la capacité de la cage thoracique. Ces déformations exercent une influence funeste sur les fonctions du cœur et des poumons. Elles ont pour conséquences des troubles cardiaques et pulmonaires. Les sujets qui les portent sont prédisposés aux bronchites, aux pneumonies, aux congestions pulmonaires ; alors même qu'ils parviennent à l'âge mûr, et que les os ont repris leur structure normale, la gêne de la respiration persiste. Ils meurent presque toujours d'une affection pulmonaire avant d'avoir atteint un âge avancé.

Chez les femmes, les déformations des os du bassin peuvent donner lieu à des désordres dans les fonctions utérines, et si la conception a lieu, apportent des obstacles souvent insurmontables à la parturition.

Aussi il importe de traiter le rachitisme avant qu'il ait produit dans le squelette des déformations irrémédiables. Quand la maladie s'arrête de bonne heure, avant que le processus morbide n'ait imprimé au tissu osseux des modifications trop profondes, alors surtout que l'état général n'a pas subi une grave atteinte et que les fonctions de nutrition ne sont pas altérées, on voit l'ossification reprendre sa marche naturelle. Les os se redressent, le gonflement des épiphyses diminue et disparaît complétement. L'enfant ne conserve comme traces de la maladie que de légères déformations : un peu d'incurvation des côtes, la voussure du sternum, une exagération de la courbure des clavicules. Ce sont là des cas heureux, et, pour obtenir une semblable terminaison, il faut conseiller une médication active dans laquelle les bains de Salies sont appelés à jouer un rôle important.

Mais on doit distinguer dans la maladie deux périodes : l'une d'invasion, l'autre de déformation. Dans la première, il y a souvent un état aigu caractérisé par de la fièvre, de la diarrhée, des sueurs profuses, une grande tristesse. Cet état est une contre-indication formelle au traitement thermal ; on ne peut l'appliquer que lorsque la maladie se développe sans retentissement sur l'état général. Dans la période de déformation, au contraire, caractérisée non-seulement par la déviation du squelette, mais encore par l'atrophie musculaire, les bains salés seront prescrits avec avantage. Après quelques jours on devra les donner avec de l'eau minérale pure, habituellement très bien supportée. Il est rare qu'on puisse donner des douches en raison du jeune âge des petits malades, on fera tout au plus quelques affusions chaudes sur les jointures déformées.

Il sera bon de leur faire prendre un peu d'eau minérale dans du bouillon. Le rachitisme produit la décalcification du tissu osseux. C'est pour cela qu'on a conseillé d'administrer dans cette maladie le phosphate de chaux. Mais la difficulté consiste à faire absorber ce sel à peu près insoluble dans l'eau. Or, les recherches de Rabuteau ont établi que le chlorure de sodium ajouté en excès aux aliments augmente non-seulement la sécrétion, mais l'acidité du suc gastrique. Il est donc naturel de penser qu'il favorise l'introduction dans le sang des sels de chaux rendus solubles grâce à cette acidité. « Cette augmentation de l'acidité du suc gastrique, dit Rabuteau (1), vient expliquer un fait constaté par Sabelin et Dorogow. On sait que le phosphate de chaux étant insoluble dans l'eau ne peut être absorbé

____

(1) Rabuteau, *Recherches sur les divers sels du genre chlorure*, *in* « Union Médicale ». 1871, n° 53.

dans l'économie qu'après s'être dissous dans un acide. Or, ces expérimentateurs ont prouvé que le chlorure de sodium favorisait la pénétration du phosphate tricalcique dans le sang et dans le tissu osseux. Cette pénétration est évidemment activée par l'acide chlorhydrique formé en plus grande quantité dans le suc gastrique. »

RHUMATISMES

Les eaux de Salies ont été employées et vantées contre le rhumatisme articulaire, du moins contre la forme chronique de cette diathèse. Les *douleurs rhumatismales* sont très fréquentes dans notre contrée, et les malades qui ont cherché à les soulager par les bains chlorurés sodiques sont nombreux. J'en ai observé à plusieurs reprises qui, envoyés à Salies pour diverses formes de rhumatismes, ont pris des bains et des douches. Je dois à la vérité de dire qu'ils n'ont pas, en général, retiré de bons effets de leur administration. Quelquefois, j'ai bien constaté une amélioration passagère, due sans doute à l'action du calorique des bains ; mais les résultats définitifs ne m'ont pas paru assez encourageants pour m'engager à les conseiller dans aucune des formes du rhumatisme. Je ne parle que du rhumatisme articulaire ou musculaire, car le rhumatisme viscéral constitue une contre-indication à leur emploi.

Aussi j'ai pris l'habitude de diriger de préférence vers les sources sulfureuses des Pyrénées ou vers les établissements thermaux de Dax les malades atteints de manifestations rhumatismales. J'ai même vu des guérisons remarquables, obtenues rapidement par les bains de Dax, chez des malades qui n'avaient pas retiré un grand bénéfice de l'usage prolongé des bains chlorurés sodiques.

NÉVRALGIES

Au contraire, les névralgies, même les névralgies *à frigore*, les sciatiques en particulier, appelées souvent *sciatiques rhumatismales*, guérissent ordinairement par les bains de Salies. J'ai observé de nombreux exemples de leur efficacité contre les douleurs névralgiques, efficacité constatée depuis longtemps par le Dr Nogaret, et qui a fait le sujet de deux Mémoires présentés par lui à l'Académie de médecine sur l'action des eaux de Salies dans les névroses. Ces bons effets, opposés à l'insuccès de ces bains dans le rhumatisme articulaire, amènent à penser que cette diathèse est étrangère à la plupart des névralgies, même de celles qui sont la conséquence d'un refroidissement. N'est-ce pas ici le cas d'appliquer la vieille maxime : « *Naturam morborum ostendunt curationes ?* »

Pour le traitement des névralgies rebelles, on préférera les bains d'abord mitigés et additionnés d'eau-mère, suivant des proportions qu'on ne peut fixer à l'avance, et qui varieront d'après le tempérament des malades et les diverses circonstances de la cure. Les douches chaudes, appliquées soit sur la partie douloureuse, soit sur le *point apophysaire*, auront leur application en certains cas; contre les névralgies du sciatique, j'en ai obtenu de bons résultats.

NÉVROSES

Ce n'est pas seulement dans les névroses douloureuses, dans les affections des nerfs de la vie de relation que l'efficacité des eaux de Salies a été reconnue. Les bons effets qu'on en retire dans les *névroses* proprement dites ont été signalés depuis longtemps déjà. Et, il convient de le faire remarquer, ces résultats favorables ne sont pas seulement la conséquence de l'action reconstituante de ces eaux, de l'enrichissement du sang à la suite du traitement thermal, qui fait disparaître avec l'anémie la cause la plus fréquente des désordres du système nerveux, ou, du moins, celle qui contribue le plus activement à les entretenir et à les perpétuer. La diminution des troubles nerveux devance souvent l'amélioration de l'état général. Et, d'ailleurs, on l'observe également chez des personnes dont la santé générale était bonne, et chez lesquelles on ne pouvait pas invoquer, pour expliquer les manifestations nerveuses, un appauvrissement du sang.

Bien qu'une eau minérale forme un médicament homogène au point de vue thérapeutique, et qu'il ne me paraisse pas raisonnable de chercher à isoler théoriquement les effets de chacun des éléments qui la constituent, je crois que l'on peut attribuer les bons résultats obtenus en ce cas aux bromures dont la quantité est si considérable dans les eaux de Salies et, en particulier, dans les eaux-mères. Cette composition remarquable doit leur faire accorder une action prépondérante. Elle explique leur supériorité dans les maladies nerveuses sur les eaux similaires.

Un des effets qui frappent le plus, d'ailleurs, dans l'action des bains de Salies, ce sont leurs effets sédatifs dans toutes les maladies pour lesquelles ils sont appliqués. Parmi les

malades qui viennent leur demander, sinon la guérison
radicale, du moins le soulagement à leurs souffrances, il
est un grand nombre de femmes atteintes d'affections utérines. On sait combien les insomnies sont fréquentes et
pénibles dans ces maladies. J'ai vu des femmes qui ne consi-
déraient pas cette privation de sommeil comme le moindre
de leurs maux. Quelques-unes avaient en vain essayé les
calmants et les hypnotiques les plus variés. Après quelque
succès, leur action s'était usée. Eh bien ! même dans ces cas,
il est rare que le sommeil ne reparaisse pas après les premiers bains, longtemps avant que leurs bons effets se soient
fait sentir sur la maladie principale. Ce résultat est telle-
ment constant, que, presque toujours, quand les malades
me parlent de l'insomnie qui les tourmente, je le leur
prédis à l'avance. Bien rares sont les cas où l'événement n'a
pas justifié mes prévisions.

Je tiens d'autant plus à constater ces résultats, que cette
action sédative et calmante des bains de Salies frappe moins
que leur action tonique et reconstituante. Elle est en tout
cas moins connue. Aussi les malades qui nous sont envoyés
pour des affections scrofuleuses ou tuberculeuses sont infiniment plus nombreux que les névropathes. Je suis persuadé
que les bons effets de nos eaux les feront apprécier davantage dans la thérapeutique des névroses, lorsqu'on les
connaîtra davantage.

PARALYSIES

On ne voit pas à Salies beaucoup de paralysies provenant d'une lésion de l'encéphale. On redoute pour les hémiplé-giques l'action de ces eaux si énergiques. Cependant, les eaux chlorurées sodiques exercent une salutaire influence sur l'hémiplégie, et je suis heureux, en émettant cette asser-tion, de m'appuyer sur l'autorité de M. Durand-Fardel.

« A quoi les eaux chlorurées sodiques fortes, dit-il, paraissent-elles devoir leur spécialité d'action dans les hémiplégies, ou paralysies cérébrales, ou, pour parler des cas les plus ordinaires, les paralysies dépendant d'une alté-ration organique? Elles paraissent la devoir à leurs proprié-tés résolutives qui les distinguent parmi toutes les autres classes d'eaux minérales, et à leur mode excitant qui, tout en s'adressant très activement à la périphérie, réagit peu sur les centres nerveux, comme nous avons déjà eu l'occasion de le remarquer dans d'autres circonstances, et, en parti-culier, à propos des maladies de matrice. »

Mais, pour les paralysies consécutives à une lésion de l'encéphale, il faut user d'une grande circonspection dans l'administration de ces eaux qu'un usage intempestif pour-rait rendre dangereuses ; on doit surveiller avec soin leurs effets, et prendre garde de stimuler trop énergiquement la circulation des centres nerveux. Les bains seront très miti-gés et on aura recours à l'eau-mère que sa richesse en bromure rend sédative. On mettra, s'il le faut, un plus long intervalle entre les bains, et on n'en augmentera la force que d'une manière progressive. On ne les prescrira d'ail-leurs qu'à la période où l'irritation des centres nerveux a complétement disparu.

Les paralysies *atrophiques,* en particulier les *paralysies infantiles,* sont assez communément observées dans la clientèle de Salies. Elles sont, en général, améliorées par les bains chlorurés sodiques, et l'on voit souvent les petits malades marcher plus facilement après une cure suffisamment prolongée. Mais il faut, pour obtenir des résultats sérieux, un séjour de longue durée et un grand nombre de bains. Quand la fibre musculaire a complétement disparu, comme j'en ai vu des exemples, les mouvements ne se rétablissent pas, et j'ai vu partir, sans amélioration, des enfants que l'on s'obstinait à ramener à Salies plusieurs années de suite.

Les paralysies *d'origine périphérique* s'accompagnent en général d'amyotrophie, et sont aussi une indication aux eaux de Salies. Je n'ai pas eu l'occasion d'y traiter des cas de paralysie consécutive aux maladies aiguës, si bien étudiée par Gubler, mais je crois qu'elles seraient favorablement influencées par le traitement thermal.

MALADIES UTÉRINES

Ce n'est pas ici le lieu de passer en revue chacune des affections de l'utérus qui peuvent amener les malades aux bains de Salies. Une telle étude sortirait du cadre de ce travail. D'ailleurs, c'est plutôt la conséquence de ces maladies, et leurs suites éloignées que nous avons le plus souvent à soigner. Les affections chroniques réclament seules, pour la plupart, le traitement thermal. Il a pour but de remplir une triple indication : rétablir et régulariser les fonctions menstruelles ; favoriser la résorption des produits plastiques épanchés ; enfin, et surtout, il s'adresse à à l'état général, à la diathèse, qui souvent est la cause de l'affection locale, et l'entretient ou la perpétue.

Aussi convient-il, en premier lieu, d'étudier l'action des eaux de Salies sur les divers troubles de la menstruation, l'aménorrhée, la métrorrhagie, la dysménorrhée.

Aménorrhée. — Il est des causes de la suppression des règles dont nous n'avons pas à nous occuper ici : celle, par exemple, qui tient à l'absence ou à la malformation des organes génitaux ou à la rétention du flux menstruel. Celle qui est la conséquence de la chlorose est une des plus fréquemment observées parmi nos malades ; j'en ai parlé à propos de cette dernière maladie, et je n'y reviendrai pas. Il est bon, cependant, de faire remarquer que, souvent, et j'en ai vu plusieurs cas, cette soi-disant aménorrhée est un simple retard dans l'établissement des fonctions utéro-ovariennes. Il n'est pas rare de rencontrer des filles de 16 et même de 18 ans, qui n'ont jamais été réglées, et jouissent cependant d'une bonne santé. Il est prudent, en pareil cas, de ne pas se hâter, et souvent, même sans traitement, on voit un peu plus tard la menstruation s'établir d'une manière régulière. Quand ce retard provient du fait de l'anémie, alors surtout que des symptômes précurseurs, comme des coliques, des maux de reins, semblent annoncer d'une manière périodique un travail de fluxion cataméniale, les bains de Salies, aidés de douches, seront indiqués, et réussiront souvent à provoquer l'établissement de la fonction menstruelle.

La métrite, quand elle est devenue chronique, s'accompagne quelquefois d'aménorrhée. Cette suppression temporaire des règles tient-elle à l'atrophie des vaisseaux utérins produite par la sclérose, ou est-elle l'expression de l'état général et de l'anémie dans laquelle se trouvent les malades ? L'une et l'autre cause peuvent être invoquées. Ici encore, les bains salés produiront un effet favorable ; il faut seulement prendre garde que le traitement soit assez prudemment dirigé pour ne pas dépasser le but, et, en activant la circulation des organes internes, provoquer le retour de l'inflammation. Des bains mitigés, additionnés d'eau-mère, des douches tièdes ou chaudes, données avec précaution, l'application d'un spéculum dans le bain seront les moyens employés en pareil cas.

La première chose à faire, d'ailleurs, quand on se trouve en présence d'une aménorrhée, c'est d'en chercher la cause. On ne doit pas oublier que la suppression des règles n'est pas une maladie ; c'est un symptôme. Il faut se rendre compte de l'état morbide dont elle est la conséquence. Alors, et seulement alors, on pourra diriger contre lui la médication appropriée.

Métrorrhagie. — On peut en dire autant de la métrorrhagie, qu'elle soit une simple exagération du flux mensuel, ou qu'elle se présente en dehors de la période cataméniale. Je dirai seulement qu'elle n'apporte pas, quand elle n'est pas exagérée, un obstacle au traitement thermal, et qu'on peut faire prendre des bains, même pendant des pertes assez fortes. Ceci ne s'applique évidemment qu'aux hémorrhagies *passives, asthéniques.* Si la cause déterminante est de nature à être favorablement influencée par les eaux chlorurées sodiques, le symptôme ne tardera pas à être amendé. Quand elles sont entretenues par l'appauvrissement du sang, comme il arrive très souvent dans la chloro-anémie, on se trouve dans un cercle vicieux, où la perte sanguine est à la fois la conséquence et la cause de l'état morbide. Dans ce cas, les bains de Salies produisent les résultats les plus favorables, et il est même fréquent de voir une guérison rapide suivre leur administration. Cette guérison, toutefois, est facilement suivie de rechutes, et elle exige, pour devenir définitive, une bonne hygiène et un traitement longtemps prolongé. Plusieurs saisons de bains seront souvent nécessaires.

Quand on ne découvre aucune autre cause aux pertes sanguines qu'on a constatées, il faut soupçonner la présence d'un fibrome utérin, et, le plus souvent, un examen attentif fera découvrir la tumeur qui peut être fort petite et avoir échappé à une première recherche. Cette cause de métrorrhagies a une importance assez grande pour qu'il soit nécessaire de l'étudier à part.

Dysménorrhée. — Le mot est assez vague pour être très compréhensif. Lenteur et retard dans l'instauration cataméniale ; difficulté dans l'établissement du flux menstruel ; irrégularités de la fonction, douleurs dans son accomplissement ; insuffisance de l'évacuation sanguine, ou, au contraire, exagération de son intensité : tous ces symptômes font partie de l'état que l'on a décrit sous le nom de dysménorrhée. Le plus souvent, sans doute, ils sont la conséquence d'une lésion anatomique définie et pourraient être classés sous un autre nom. Mais, outre que les causes peuvent être complexes, il est parfois difficile de les déterminer, la dysménorrhée se produisant souvent chez de toutes jeunes filles sur lesquelles un examen local complet est toujours chose délicate, fréquemment impossible.

Les accidents peuvent présenter des formes différentes qui ont fait donner à la dysménorrhée les noms *d'idiopathique congestive, nerveuse,* etc. En général, d'ailleurs, ces états sont justiciables des eaux de Salies, que l'on emploiera avec succès.

Entre autres malades guéris rapidement, je citerai une très jeune fille atteinte de métrorrhagies formidables, qui, après avoir pris sans succès les bains de mer, arriva à Salies dans un état d'anémie des plus accentués. La décoloration des téguments et des muqueuses était complète, et la faiblesse extrême. Au cours du traitement, elle eut une perte assez forte pour l'obliger à suspendre les bains pendant plusieurs jours et à garder le lit. Elle perdit à ce moment, au milieu de caillots, un lambeau considérable de la muqueuse utérine, offrant une forme bizarre, que la mère conserva dans un verre d'eau, et me présenta comme un parasite qui était, sans doute, la cause de la maladie de sa fille. Ce qui la confirma dans cette opinion, c'est qu'après cette expulsion les hémorrhagies ne se reproduisirent plus. Ces accidents étant supprimés, l'anémie disparut, et cette jeune personne se rétablit promptement. Il est rare de voir une dysménorrhée membraneuse guérir avec une telle rapidité.

MÉTRITE

On sait combien sont longs et difficiles à guérir les états morbides qui tiennent à l'inflammation du tissu utérin et les lésions qui en sont la conséquence. Quel est le médecin qui n'a pas souvent, en pure perte, essayé les traitements les plus divers contre ces affections tenaces ? Aussi a-t-on recours en fin de cause à la médication thermale, et, bien souvent, il faut le reconnaître, on enverra la cliente aux eaux pour la guérir assurément, mais un peu aussi pour s'en débarrasser.

Les bains de Salies-de-Béarn sont plus particulièrement indiqués en bien des cas. Je ne veux pas étudier successivement toutes les affections de l'appareil utéro-ovarien pour lesquelles ils peuvent être prescrits avec avantage. Quelle que soit la forme de la métrite parmi les diverses variétés que l'on a multipliées avec plus ou moins de raison : métrite catarrhale parenchymateuse, muqueuse, granuleuse, ulcérée, etc., qu'il s'agisse des inflammations péri-utérines, alors, bien entendu, que la période aiguë est passée, deux indications principales se présentent : 1º obtenir la résolution de l'inflammation et la résorption des liquides ou des tissus de formation nouvelle qui la caractérisent ; 2º modifier l'état général qui a favorisé l'établissement de l'inflammation ou qui contribue à l'entretenir.

Cette dernière indication offre une importance toute particulière, car les causes générales jouent le plus grand rôle dans la pathogénie de la métrite. Le lymphatisme, la scrofule, la chlorose, la tuberculose, toutes les causes de débilitation organique peuvent retentir sur l'utérus et imprimer à l'évolution de ses maladies une physionomie particulière. Aussi les métrites développées sous leur influence ont été groupées par certains auteurs, en particulier par M. Martineau, sous le nom de *métrites constitutionnelles*.

Les bains de Salies satisfont à cette double indication, et l'on obtiendra par leur usage, en même temps que le relèvement de la santé générale, la modification de l'état local. Grâce à leur action puissante, les fibres musculaires de l'utérus et les parois des artères et des veines qu'il renferme recrouvreront leur tonicité, et, en activant la circulation, feront disparaître la stase sanguine, la congestion qui entretenait la métrite chronique, si longue à guérir, et dont l'examen direct révèle souvent la persistance, alors que le rétablissement apparent de la santé pourrait donner à la malade et au médecin l'illusion d'une guérison définitive.

En même temps que l'on constatera la résolution de l'état inflammatoire, on verra disparaître souvent les déplacements de l'utérus qui, parfois, en sont la conséquence.

C'est particulièrement pour les maladies des femmes qu'on doit redoubler de soins et de précautions dans l'application du traitement thermal. Il faut se souvenir que toute action trop énergique peut rappeler l'état inflammatoire. On emploiera, au début, les bains très mitigés, additionnés d'eau-mère, et on n'augmentera que d'une manière progressive le dosage de l'eau minérale. C'est avec prudence qu'en certains cas on pourra user de douches, le plus ordinairement tièdes. Au lieu d'injections on conseillera l'application dans le bain, et pendant un temps assez court, d'un spéculum fenêtré pour permettre le contact de l'eau minérale avec la muqueuse du col utérin et du vagin. On voit généralement, sous l'influence de ce traitement, l'écoulement utérin diminuer rapidement et disparaître, non sans avoir augmenté d'intensité pendant les premiers jours, ce qui prouve que l'eau minérale a joué le rôle d'un agent de la médication substitutive. Cet heureux effet, presque toujours constaté, de l'eau de Salies dans la *leucorrhée* me rappelle que Gubler attribuait au bromure de potassium une action favorable sur ce symptôme.

Il est souvent nécessaire d'interrompre les bains, de conseiller au milieu de la cure quelques jours de repos. On doit éviter avec soin toute cause d'excitation pendant le traitement thermal. A ce point de vue, on peut le dire, notre station est particulièrement favorable. Salies n'est plus, sans doute, ce qu'il était il y a peu d'années encore. Depuis quelque temps, il se transforme à vue d'œil, et il offre aux étrangers plus de distractions que jadis ; mais on peut bien reconnaître que l'on y mène une vie calme et peu accidentée ; ce n'est pas le séjour de la dissipation ; peu de bals ou de plaisirs bruyants. Il suffit de peu de temps pour épuiser les divertissements qu'il procure. Aussi arrive-t-il souvent qu'après avoir fait toutes les excursions portées sur le programme, *Monsieur* découvre des affaires urgentes qui le rappellent impérieusement au logis, *Madame* restera pour continuer la cure. Cette solitude ne sera pas sans exercer une heureuse influence sur le résultat. Si l'on trouve que je sors ici de mon sujet, que celui-là me jette la première pierre qui n'a pas constaté bien souvent, peut-être avec plus de chagrin que de surprise, combien, en pareille matière, les conseils du médecin sont facilement oubliés !

TUMEURS FIBREUSES DE L'UTÉRUS

Quand Depaul, l'un des premiers, conseilla l'usage des bains de Salies contre les fibromes utérins et parla de leur efficacité dans cette affection, son assertion rencontra beaucoup d'incrédules. Peu à peu, cependant, un grand nombre de médecins se décidèrent à les essayer et en constatèrent les bons effets. Maintenant le nombre des cas que l'on en voit à Salies est extrêmement considérable. Je me réserve d'étudier plus tard, d'une manière spéciale, l'action si intéressante des bains chlorurés sodiques sur cette classe de tumeurs. Aujourd'hui j'en dirai simplement quelques mots.

Au point de vue des symptômes, et aussi au point de vue du pronostic, on peut diviser les tumeurs fibreuses de l'utérus en deux classes : 1º celles qui n'occasionnent pas de pertes sanguines; 2º celles qui y donnent lieu; que ces pertes soient une exagération du flux menstruel (ménorrhagies), ou qu'elles surviennent à n'importe quelle époque, et en dehors de la période cataméniale. Les premières comprennent les tumeurs sous-péritonéales et un certain nombre de tumeurs interstitielles. Dans la deuxième catégorie se trouvent les fibromes sous-muqueux et les fibromes interstitiels qui se rapprochent de la cavité utérine.

Les bains de Salies exercent une action salutaire sur ces deux variétés de tumeurs. Dans celles-ci, ils modèrent ou suppriment les hémorragies; dans toutes les deux, ils arrêtent le développement de la tumeur, et, souvent, en déterminent la diminution.

La disparition ou l'atténuation considérable des métrorrhagies est une conséquence à peu près constante de la cure

thermale. Presque toujours, après la première saison de
bains, on voit ce symptôme, souvent si redoutable, diminuer
d'intensité et même disparaître. C'est un grand bienfait
pour les malades, en raison de l'état d'anémie et de faiblesse
où les mettent ces métrorrhagies répétées qui, parfois même,
menacent leur vie. Il est fréquent de voir des femmes presque exsangues à la suite de ces pertes réitérées, ayant des
vertiges, des éblouissements, et réduites à une débilitation
telle qu'elles peuvent à peine faire quelques pas. Cette
anémie se dissipe rapidement après la cessation de la cause
qui l'a produite, et le changement dans l'état général et
dans l'aspect des malades est frappant.

Les tumeurs fibreuses qui ne sont pas accompagnées de
métrorrhagies sont également amendées par les bains de
Salies. Elles diminuent quelquefois de grosseur, ce que l'on
peut constater par la mensuration de l'abdomen quand elles
sont volumineuses. Du moins leur évolution est ralentie, et
elles cessent de s'accroître. Un tel résultat dans cette maladie est fort important, car les phénomènes de compression
auxquels elles donnent lieu occasionnent souvent des symptômes fort pénibles.

Alors même que l'on ne peut constater directement une
diminution sensible dans le volume des tumeurs, leur présence est mieux tolérée, et une amélioration notable se
produit dans l'état des malades. J'ai observé tout récemment
une jeune femme atteinte d'énormes fibromes sous-péri-
toniaux, qui avait dû renoncer à ses travaux habituels. Après
une saison à Salies, elle a pu reprendre ses occupations,
bien que les tumeurs ne paraissent pas avoir diminué de
volume.

Beaucoup de malades qui viennent à Salies s'attendent à
voir leurs tumeurs décroître et se *fondre* rapidement, suivant l'expression qu'elles emploient. On ne peut leur pro-
mettre un effet aussi prodigieux ; mais, presque toutes, sous
l'influence du traitement thermal, verront s'amender les
symptômes pénibles et graves qui leur rendent l'existence

intolérable. Elles atteindront ainsi, dans de meilleures conditions, le moment de la ménopause, où, souvent, on voit ces tumeurs cesser de s'accroître et même diminuer de grosseur. Ce résultat est suffisant pour encourager à continuer avec persévérance le traitement thermal, bien plus efficace, à coup sûr, que tous ceux que l'on peut diriger contre cette affection, et qui, d'ailleurs, n'empêche pas de les employer.

Je ne veux pas essayer ici d'interpréter l'action thérapeutique des bains chlorurés sodiques dans la maladie qui nous occupe. Mais, quand on constate leurs effets immédiats et presque constants sur les métrorrhagies qui compliquent les fibromes utérins, on est amené à l'attribuer principalement à leur action sur la circulation utérine. En stimulant la contractilité des vaisseaux sanguins, ils diminuent la congestion de l'organe qui favorisait la nutrition de ces tumeurs peu riches en vaisseaux, dont l'évolution est en quelque sorte celle d'un organisme parasitaire, et qui doivent puiser les éléments de leur tissu dans les humeurs qui les entourent. La mise en jeu de la tonicité des fibres musculaires de l'utérus contribue également à exercer sur elles une compression de nature à s'opposer à leur développement, et, dans quelques cas, à favoriser leur pédiculisation. Les substances contenues dans l'eau de Salies ont-elles une action spéciale sur les fibromes ? Je ne pourrais le dire ; mais on sait que certains auteurs ont conseillé dans leur traitement l'emploi prolongé du bromure de potassium, qui, d'après eux, contribuerait à en arrêter le développement.

Enfin, et surtout, en relevant l'état général, en reconstituant les forces, en enrichissant le sang appauvri par les pertes fréquentes, les bains de Salies mettront les malades en état de résister plus efficacement aux progrès du mal. Et, si une opération est possible, elles seront mieux en état de la supporter.

CONTRE-INDICATIONS AUX BAINS DE SALIES

Les eaux de Salies-de-Béarn ne sont pas des eaux banales
et indifférentes. Leur action énergique en fait une arme à
double tranchant qu'il faut manier avec prudence ; on doit
surtout éviter de s'en servir dans les cas où elle peut nuire.
Aussi, après avoir énuméré les divers états morbides dans
lesquels elles sont indiquées, il est nécessaire d'étudier les
circonstances qui peuvent en faire suspendre ou proscrire
l'emploi. Dans le courant de cette étude, j'en ai déjà signalé
quelques-unes, et je n'y reviendrai pas. Je me contenterai
de formuler ici les contre-indications qui peuvent se présenter, même dans les maladies sur lesquelles elles exercent
une action favorable :

1° Je mentionnerai en premier lieu *l'état fébrile*. Pour
peu que la fièvre soit forte, on doit éviter de donner les
bains chlorurés sodiques. Elle est l'expression d'un état
aigu ou subaigu de la maladie que l'on a à combattre, et
l'on attendra, pour conseiller le traitement thermal, que sa
marche soit devenue chronique ;

2° Une *suppuration* trop abondante est aussi une contre-
indication à l'emploi des bains de Salies. Malgré les bons
effets que l'on peut en attendre au point de vue général, il
faut, dans ce cas, préférer les eaux sulfureuses, qui réagis-
sent moins énergiquement sur la plaie ;

3° Certaines maladies concomitantes peuvent aussi mettre
obstacle au traitement thermal. L'*albuminurie* est de ce
nombre, et je serais tenté d'y ajouter le *diabète*, ayant
observé une aggravation manifeste dans l'état d'un glycosu-
rique qui avait pris un petit nombre de bains ;

4° On évitera de les prescrire aux personnes atteintes de *maladies de cœur* : d'abord, parce que l'activité plus grande imprimée à la circulation pourrait produire sur la lésion un fâcheux effet ; ensuite, parce que ces maladies sont, le plus souvent, la conséquence et l'expression de la diathèse rhumatismale, sur laquelle les bains chlorurés sodiques sont loin d'exercer une action favorable. Peut-être, en présence d'une indication formelle, pourrait-on les autoriser, malgré une légère lésion mitrale bien compensée ; mais ce serait, dans tous les cas, à la condition d'en user avec la plus grande prudence et d'en suspendre l'emploi dès qu'ils paraîtraient exciter les fonctions cardiaques ;

5° Je mentionnerai encore le *cancer* parmi les maladies qui doivent faire proscrire les bains de Salies, bien qu'il ne vienne, je suppose, à l'idée de personne de les conseiller dans cette maladie. Je connais le cas d'une femme atteinte d'un cancer pris pour un fibrome utérin et envoyée aux bains de Salies. Cette maladie évolua peu après avec une rapidité à laquelle le traitement thermal ne me paraît pas avoir été étranger. Aussi j'insisterai sur la nécessité de bien s'assurer du diagnostic, et, pour ma part, je déconseillerai les bains de Salies à un malade atteint en un point quelconque de l'économie d'une tumeur de nature suspecte ;

6° La grossesse et l'allaitement sont aussi, d'après le Dr Nogaret, une contre-indication aux bains de Salies ;

7° Bien que l'on voie tous les jours des femmes se baigner sans inconvénients pendant le cours de leurs règles, et même avec un certain degré de pertes utérines, une métrorrhagie quelque peu abondante doit faire suspendre les bains. Le repos au lit doit être prescrit en pareil cas ; la marche ne pourrait qu'augmenter la gravité de cet accident.

Qu'il me soit permis, en terminant, d'émettre un vœu dont je désire vivement voir la réalisation. Profondément convaincu de la merveilleuse efficacité des eaux de Salies dans un certain nombre des maladies que j'ai passées en revue dans ce court travail, je suis persuadé qu'elles sont un puissant moyen de régénération qu'il est regrettable de ne pouvoir mettre à la portée d'un plus grand nombre de malades. Combien j'ai vu, en particulier, d'enfants débilités, scrofuleux, tuberculeux ou rachitiques, que j'aurais voulu y envoyer, certain de les voir s'y rétablir !

Malheureusement, le séjour dans un établissement thermal constitue une dépense au-dessus des ressources de bien des familles. Les bains de Salies, contenant d'énormes quantités de sel, ont une valeur industrielle qui en élève le prix. Aussi serait-il utile d'y fonder un établissement destiné à recevoir, moyennant une pension modique, ou même gratuitement, les indigents qui ne peuvent jusqu'ici profiter de ce traitement, ceux-là surtout auxquels les bains de Salies pourraient procurer une guérison assurée. De semblables institutions fonctionnent dans quelques-unes de nos stations thermales des Pyrénées et dans plusieurs stations de bains de mer, où elles rendent les plus grands services.

Il est à désirer qu'une semblable fondation tente la générosité de quelques personnes riches et bienfaisantes. Je fais appel, dans ce but, à celles qui ont obtenu à Salies le rétablissement de quelqu'un des êtres qui leur sont chers. Je puis les assurer qu'elles ne peuvent pas contribuer à une œuvre plus utile et plus belle que celle que je leur propose.

Déjà, du reste, plusieurs personnes charitables ont eu une semblable pensée ; leurs dons ont permis de faire quelque bien. Mais ce n'est pas trop pour une telle entreprise de réunir toutes les bonnes volontés. Plus elles seront nombreuses, plus on pourra hâter le moment où cette œuvre bienfaisante au plus haut degré pourra rendre les services qu'on peut en attendre. Ceux qui auront attaché leur nom à sa création auront, je m'en porte garant, le droit de s'en applaudir, et, ce qui vaut mieux, ils peuvent être assurés de la reconnaissance de bien des mères.

Table des Matières

	Pages
La Fontaine de Salies-de-Béarn	3
Analyse de l'Eau	5
Eaux-Mères	10
Analyse de l'Eau condensée	15
Classification	17
Etablissement thermal	26
Climat	28
Epoque et durée de la cure. — Mode d'emploi des eaux	33
Effets physiologiques et thérapeutiques	37
Anémie. — Chlorose	39
Du Lymphatisme	42
Scrofule et Tuberculose	45
Maladies des os et des articulations	54
Rachitisme	56
Rhumatismes	61
Névralgies	62
Névroses	63
Paralysies	65
Maladies utérines	67
Métrite	71
Tumeurs fibreuses de l'utérus	74
Contre-Indications aux bains de Salies	77

Orthez. — Imprimerie Goude-Dumesnil.

www.ingramcontent.com/pod-product-compliance
Ingram Content Group UK Ltd.
Pitfield, Milton Keynes, MK11 3LW, UK
UKHW022117070726
13613UKWH00003B/1132